产科主任医师帮帮忙

备孕

哪有那么难

专为备孕夫妻定制的好"孕"干货

陈 倩 —— 主编

北京大学第一医院妇产科主任医师、教授
中国优生科学协会常务理事

吉林科学技术出版社

图书在版编目（CIP）数据

备孕哪有那么难 / 陈倩主编 . -- 长春：吉林科学
技术出版社，2022.11

（产科主任医师帮帮忙）

ISBN 978-7-5578-9122-0

Ⅰ.①备… Ⅱ.①陈… Ⅲ.①优生优育 - 基本知识
Ⅳ.① R169.1

中国版本图书馆 CIP 数据核字（2021）第 269155 号

备孕哪有那么难

BEIYUN NAYOU NAME NAN

主　　编	陈　倩
全案策划	悦然生活
出版人	宛　霞
策划编辑	穆思蒙　张　超
责任编辑	王聪会
封面设计	杨　丹
制　　版	悦然生活
幅面尺寸	170 mm×240 mm
开　　本	16
印　　张	13
字　　数	270千字
印　　数	1-6 000册
版　　次	2022年11月第1版
印　　次	2022年11月第1次印刷
出　　版	吉林科学技术出版社
发　　行	吉林科学技术出版社
地　　址	长春市福祉大路5788号出版集团A座
邮　　编	130118

发行部电话/传真　0431-81629529　81629530　81629531
　　　　　　　　　　　　　　　81629532　81629533　81629534

储运部电话　0431-86059116

编辑部电话　0431-81629518

印　　刷	长春新华印刷集团有限公司
书　　号	ISBN 978-7-5578-9122-0
定　　价	59.90元

　　孕育宝宝是一件美好而神奇的事：一颗生命的种子在自己的身体里慢慢发芽，悄悄变化成人的模样。感受第一次胎动的惊喜，然后经过十月怀胎，一个健康可爱的小小人儿顺利诞生，是不是很神奇，也很温暖？

　　这一切本应是顺理成章的事儿，然而，不少女性却遇到了各种各样的问题：努力了很久，肚子也没有信儿，去医院检查一切都正常；连续两胎都是胎停育，也没有查出原因……为了让更多的女性轻松顺利地当上妈妈，我们请北京大学第一医院妇产科主任医师——陈倩教授主编了这本书。

　　本着方便备孕夫妻阅读检索的原则，本书按照备孕妈妈准备、备孕爸爸准备的顺序安排内容；并且按照怀孕之前 6 个月、怀孕之前 3 个月、怀孕之前 1 个月和怀孕之前 1 周的时间顺序安排内容，一目了然。详细地介绍了孕前进行身体检查的必要性、有利于受孕的生活环境和生活习惯、孕前该怎么运动、孕前如何做好身体排毒、孕前营养补充、孕前的心理和物质准备等备孕知识。

　　本书还介绍了一些特殊人群如何备孕的知识，如高龄女性如何备孕、素食女性如何备孕、"三高"女性如何备孕、肥胖女性如何备孕、哪些夫妻需要做遗传学咨询等。此外，还特别介绍了一些人工受孕的知识，是专门为那些已经尽了最大的努力，却始终无法自然怀孕，或者因为身体的原因无法自然怀孕的备孕夫妻准备的。

　　希望本书能给备孕夫妻带来"好孕"，顺利生个好宝宝。

目录
CONTENTS

◉ 专家在线问诊
◉ 科学备孕攻略
◉ 孕期知识百科
◉ 膳食营养指南

📵 扫码获取

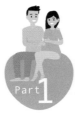

Part 1　养护好子宫和卵巢，"好孕"自然来

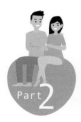

准备要宝宝，备孕男性应该做什么

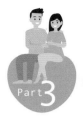

Part 3 怀孕之前 6 个月，调整生活方式

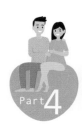

Part 4　怀孕之前 3 个月，补营养，调身体

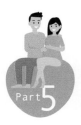

Part 5　怀孕之前 1 个月，找准排卵日，改善受孕环境

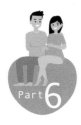

Part 6 怀孕之前 1 周，等 "孕" 来

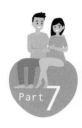

Part 7 调养好病症，为"好孕"扫清障碍

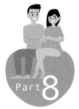

Part 8 自然受孕有困难，可以试试人工受孕

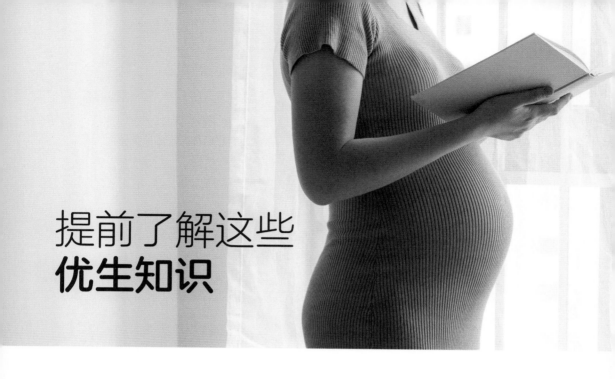

提前了解这些
优生知识

做好备孕是优生优育的前提

备孕指的是孕前保健。据统计，孕产妇在怀孕生产期间出现的各种健康问题分两种，一种是孕前身体健康，怀孕期间出现一系列问题；另外一种是有些女性孕前有健康问题，孕后可能会出现并发症。因此，孕前保健十分重要。

实践证明，计划妊娠能减轻有害因素对胎儿的影响，有助于优生优育。如果夫妻双方在受孕前没有计划，就无法在身体、心理、环境、季节等条件最佳的时期怀孕。夫妻身心都做好准备了，孕育出的宝宝才更健康。所以，从现在开始有计划地备孕吧！

摒弃不良生活习惯，保持身心健康

近年来，受到环境污染、饮食结构复杂多样、不良的生活习惯等因素的影响，导致许多夫妻即使身体健康，也饱受不孕不育的煎熬，如果不具备健康的身心条件，就更无法拥有健康的宝宝，因此在备孕之时，要把自己的身心调整到一个良好的状态。

根据自己的情况做好孕前准备

如果处于生育的最佳年龄段（女性 24～29 岁，男性 25～35 岁），那就赶快加入为人父母的行列吧！为避免因意外怀孕而手忙脚乱，在怀孕前最好做一个详细的计划，这样不仅可以使夫妻双方的身心调整至最佳状态，还能有足够的时间做好为人父母的准备，迎接宝宝的到来！当然，具体的孕前准备计划是由个人的身体状况、工作经历和所处的环境决定的。

提前 6 个月 ~1 年制订怀孕计划

在制订怀孕计划之前，需要先确认夫妻双方的健康状况，要将身体调养至最佳状态再进行受孕。

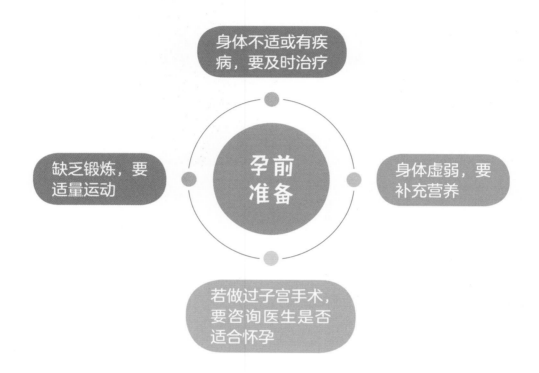

孕前准备，夫妻要做什么

孕产专家认为，要想生育出健康可爱的宝宝，首先要保证夫妻二人的身心健康。做爸爸妈妈之前，要做到以下两点。

1. 保证身体各器官功能正常。与生殖能力密切相关的生殖器官的健康是必不可少的。此外，影响生殖能力的其他器官也必须是健康的。

2. 精神要放松、平和。压力是怀孕最大的"拦路虎"，每个想要怀孕的人都承受着不同程度的压力，能否克服压力决定着是否能够成功怀孕。在克服压力的过程中，心理准备是非常重要的，在怀孕这件事上，要保持心口一致，口头上强调自己很想生孩子，潜意识里却对分娩、养育孩子忧心忡忡的人是很难怀孕的。

备二孩需要知道的

大宝是顺产，最好1年后再受孕

想要生二孩，一定要算好两次分娩的间隔时间。这是为了让身体能够得到更好的恢复，这样才能更好地保证二孩的健康。这也是为了夫妻双方能够很好地适应同时养育两个小宝宝的生活。

如果大宝是顺产，产后恢复期相对较短，一般只需经过1年，女性的生理功能就可基本恢复。全身情况正常，就可以考虑怀二孩了。

大宝是剖宫产，最好2年后再受孕

如果大宝是剖宫产，只要在剖宫产过程中没有伤及卵巢、输卵管等组织，医生一般都会建议避孕2年以上，尤其是对于二孩想尝试顺产的妈妈，等子宫切口恢复得差不多了，再怀二孩。

剖宫产后，子宫切口在短期内愈合不"牢固"，如果过早怀孕，随着胎儿的发育，子宫不断增大，子宫瘢痕处拉力增大，子宫壁变薄，子宫瘢痕处有裂开的潜在危险，容易造成大出血。另外，剖宫产术后子宫瘢痕处的子宫内膜局部常有缺损，受精卵在此着床不能进行充分的蜕膜化，极易发生胎盘植入的情况。

大宝为顺产，二孩大多能顺产

大宝是顺产，二孩更容易顺产。只要检查结果一切正常，胎位比较正，是可以顺产的。顺产对胎儿比较好，产妇身体恢复得也比较快。

大宝为剖宫产，二孩并非不能顺产

如果大宝剖宫产的原因是胎位不正、胎儿宫内窘迫等，一般情况下生二孩是可以顺产的，顺产的成功率可达80%～90%。如果大宝选择剖宫产是因为骨盆太小，产程迟滞，建议二孩最好还是选剖宫产比较好，这是为了避免引起子宫破裂。具体情况，要听从医生的建议。

✔ 专家在线问诊
✔ 科学备孕攻略
✔ 孕期知识百科
✔ 膳食营养指南

📱扫码获取

制订一个备孕时间表

按照优生优育的生育原则，想要宝宝的夫妻最好在受孕的前6个月就开始有所准备，力求让更健康、更有活力的精子和卵子在"天时地利人和"时结合，让孕育的宝宝充分继承父母两人在容貌、智慧、个性、健康等方面的优良基因。

时　间	项　目	备　注
准备受孕前6个月	• 如果确定要孩子，建议备孕夫妻一起去医院做孕前检查和咨询； • 如果备孕夫妻的体重超过或低于标准体重，应该从现在开始调整饮食，争取将体重调整到标准体重后再怀孕； • 长期服用药物避孕的女性，要在停药3~6个月后再受孕	想要一个健康的宝宝，爸爸妈妈调整好身体状态是非常重要的。早日做好准备，调理好身体，是怀上宝宝的重要条件。专业的孕前检查是必要的，备孕夫妻应有孕前检查的意识，平时养成良好的生活习惯
准备受孕前5个月	如果家中有猫、狗等宠物，最好进行弓形虫的检查，避免接触宠物的排泄物而感染弓形虫病	宠物容易感染弓形虫病，并且能够传染给人。女性怀孕期间感染弓形虫病会导致胎儿畸形，且病死率高。可以去医院做一下TORCH检查（优生五项检查）。若检查结果显示已感染过弓形虫病，可以不用担心，因为主人体内已经产生了抗体；如果显示从未感染过，则表明没有免疫力，那就要在整个备孕怀孕期间注意喂养宠物的方式和自己的饮食卫生；如果显示正处于感染状态，暂时不能怀孕；如果在怀孕3个月内，女主人的TORCH检验显示感染了弓形虫病，要咨询医生进行确诊试验及相关的产前诊断
准备受孕前4个月	• 从这个月开始，备孕夫妻就应该做些运动强身健体了，如跑步、游泳、打太极拳等。适当的锻炼可以帮助备孕夫妻提高身体素质，提高精卵质量； • 备孕夫妻要戒烟戒酒	适当的体育锻炼是非常必要的，并且要注意坚持。同时要尽早改掉不良习惯，不要沉迷于烟酒，不要经常熬夜等

时　间	项　目	备　注
准备受孕前3个月	• 备孕夫妻双方都要慎用药物，包括不使用含雌激素的护肤品；从事有毒有害职业（如长期处于放射环境等）的夫妻，尤其是女性一定要暂时离开； • 积极进食富含营养素的食物，如含叶酸、锌、铁、钙的食物，备孕女性每天还要按时服叶酸补充剂； • 夫妻双方都应多吃瘦肉、蛋类、鱼虾、豆类及豆制品、海产品、新鲜蔬菜、时令水果。男性可以多吃鳝鱼、牡蛎、韭菜等	因为"是药三分毒"，为了能拥有最佳的孕育环境，备孕夫妻尤其要注意慎用药物。备孕夫妻可以从饮食上来补充身体所缺的营养素，提高免疫力。当然，备孕女性同时还要补充叶酸
准备受孕前2个月	夫妻双方坚持每天运动30分钟	运动是让身体强壮最好、最健康的方法，而且贵在坚持
准备受孕前1个月	• 夫妻双方坚持每天运动30分钟，增强免疫力，避免感冒； • 丈夫协助妻子测定排卵期。采用测定基础体温、观察阴道分泌物变化等方法，综合分析观察，获得准确的排卵日	这时不仅要避免感冒，还要避免其他一切疾病，就连牙齿疾病也要尽早治疗。想早日受孕，女性要准确知道自己的排卵期。所以，不妨试试一些测排卵期的方法
受孕	• 在心情愉悦、没有忧愁和烦恼的状态下受孕； • 丈夫要重视让妻子达到高潮这件事，这对拥有一个健康聪明的宝宝至关重要； • 注意受孕时的环境，让室内沉浸在柔和的灯光下，可放些轻松的乐曲	受孕时，心情和身体状态都要调整至最佳状态，虽说怀孕不是件容易的事儿，但也别过于紧张。而且，受孕也不是100%都能成功的，所以即便一次不成，下次继续努力，不可过于急躁

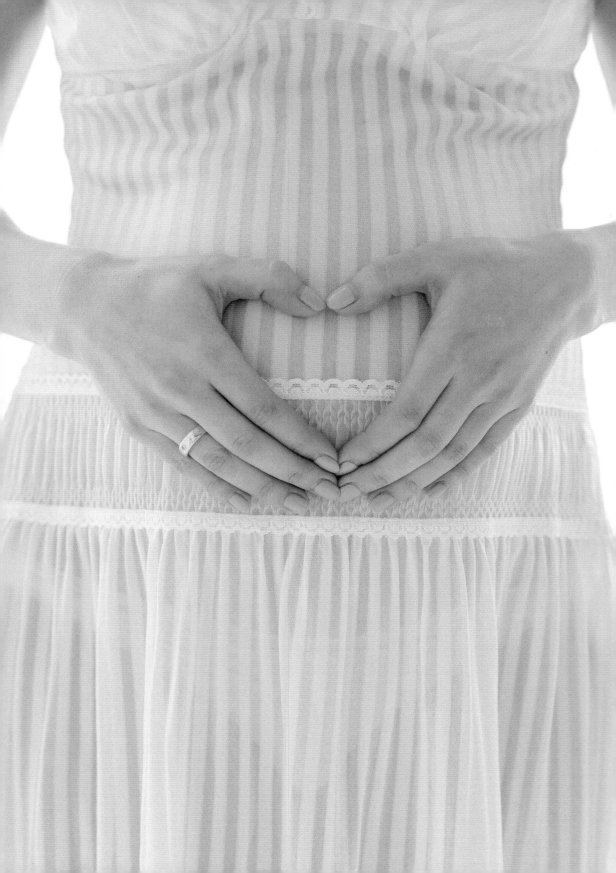

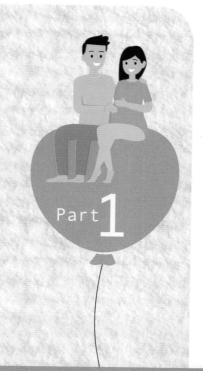

Part 1

养护好子宫和卵巢，
"好孕"自然来

子宫好，孩子健康一生

子宫——"种子"生长的暖房

子宫是女性生殖系统中的重要器官，是女性独有的脏器，也是胎宝宝生长发育的场所。由于胎宝宝需要在这里生活10个月，因此尽早了解子宫发育是否正常极其重要。通过了解子宫的发育状况，可以大体了解其他相关生理机能是否正常，如脑垂体、下丘脑、卵巢等器官是否有问题，有无排卵障碍，是否具备生育的基本条件等。

探秘子宫

子宫位于盆腔中部，在膀胱与直肠之间。其位置可随膀胱与直肠的充盈程度或体位而变化。正常成年女性的子宫呈前倾前屈位，形状为倒置的三角形（或扁梨形），宫腔深约6厘米。子宫上方两角为"子宫角"，通向输卵管；下端较窄，为"峡部"，呈圆柱状，长约1厘米，突出于阴道的上部。"峡部"在妊娠期会逐渐扩展，临产时形成子宫下段。

什么会影响子宫发育

子宫的发育受多种因素影响。正常情况下，当女性身体发育成熟后，子宫理所当然地具备了生育能力。但如果脑垂体、下丘脑、卵巢等器官发生了"故障"，就会造成子宫发育迟缓，甚至导致生育能力的丧失。

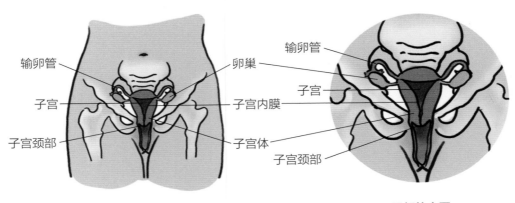

输卵管　卵巢　子宫　子宫内膜　子宫体　子宫颈部　输卵管　子宫　子宫颈部

子宫示意图　　　　　　　**局部放大图**

子宫内膜——孕育新生命的土壤

在雌激素与孕激素的作用下，子宫内膜在一个月经周期中会随着卵泡的生长而逐渐增生、变厚。子宫内膜厚度具体变化如下。

时 间	月经来潮前3天	月经来潮前2天	月经来潮前1天	月经来潮当天
厚度（毫米）	8	8.5	9	11

排卵后，整个子宫内膜松软且富有营养物质，为受精卵的着床做好了充分准备。孕激素是调控子宫内膜的主要激素，其作用如下。

1. 使子宫肌肉松弛，活动能力降低，有利于受精卵在子宫腔内的生长发育。

2. 使增生期子宫内膜转化为分泌期子宫内膜，从而使子宫内膜腺上皮细胞分泌一种营养物质——糖原，为受精卵着床做好准备。

3. 使子宫颈口闭合，分泌物减少、变稠，拉丝度降低。

子宫环境会影响孩子一生的健康

研究表明，子宫的环境对孩子的影响会持续到出生以后，甚至一直持续到成年。不仅如此，还会影响孩子的生殖功能，以致影响下一代的怀孕过程。

怀孕时如果母体有疾病或有很大压力，会影响胎儿在子宫内的发育，对细胞、组织、脏器的形成产生不良影响。一项针对胎儿发育环境与成年疾病关系的研究表明，胎儿期受到过不良影响的群体，其成年后患心血管疾病和糖尿病的概率会大大增加。

子宫有四怕，"幸孕"还需护好子宫

备孕女性要想顺利受孕，就必须维护好子宫的健康。子宫有三怕：一怕流产，无论是自然流产还是人工流产，对子宫的损伤都很大；二怕性生活不讲究卫生，病原体经阴道进入子宫腔内，引起子宫内膜感染；三怕性生活混乱，可能导致宫颈癌等疾病，从而导致不孕。

产科主任
重点提示

扫码获取
- 专家在线问诊
- 科学备孕攻略
- 孕期知识百科
- 膳食营养指南

腰部拉伸，增强子宫活力

睡前 1 小时可以做腰部拉伸运动，能促进血液循环，有助于增强子宫活力，并且对睡眠有益。

坐式转体

端坐，挺直腰身，两腿前伸。左腿向前平伸，右腿提起，放于左腿上方，呈单侧盘腿状，右手置于臀后，支撑住地面（图①），左手握住右腿小腿外侧并使右膝向外倒。吸气的同时向右转体，头部也跟着身体向右后方旋转，目视身后（图②），保持此姿势 20 秒。再反向做同一动作，左右各重复 5 次。

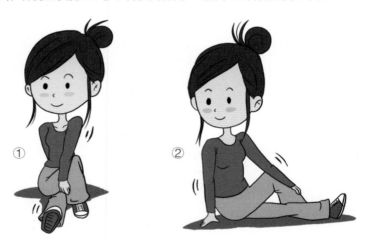

梨式

平躺，背部抵住地面，两手托住腰部，吸气的同时将双腿向上抬起。此时，两肘支撑住地面，双腿前翻。维持此姿势 1 分钟，同时进行腹式呼吸。呼气，同时将臀部和腿部缓缓放下。

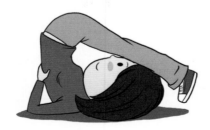

了解一下女性 28 天生理周期

　　来"大姨妈"并不是倒霉，规律的"大姨妈"代表着女人的身体是健康的，如果"大姨妈"紊乱，那才是倒霉事儿呢。

　　随着激素的变化，月经周期分为月经期、卵泡期、黄体前期和黄体后期四个阶段（如下图所示）。

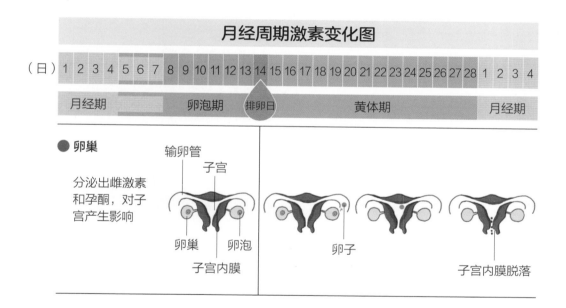

月经周期激素变化图

（日）1 2 3 4 5 6 7 8 9 10 11 12 13 14 15 16 17 18 19 20 21 22 23 24 25 26 27 28 1 2 3 4

月经期　　　　卵泡期　　排卵日　　　　黄体期　　　　月经期

● 卵巢

分泌出雌激素和孕酮，对子宫产生影响

输卵管
子宫
卵巢　　卵泡
子宫内膜
卵子
子宫内膜脱落

规律的月经是这样的

　　月经是很规律的，从出经血的第一天开始直至下次月经再来的总天数是月经周期，正常的月经周期在 25~35 天，平均 28 天。但是也有个别女性 40 天来一次月经，只要有规律性，均属于正常情况。另外，月经容易受多种因素影响，提前或错后 3~5 天也是正常现象。

月经期

从经血流出的第一天计算，约7天，大多数女性出血天数在3~5天，少于2天或超过8天属于不正常。总出血量20~60毫升，超过80毫升为月经过多，属于不正常。

一般来说，第一天经血量不多；第二、第三天增多，特别容易"霸气侧漏"，需要准备加长"姨妈巾"，以防万一；第四天以后逐渐减少，直到经血干净为止。

有的女性经血干净后，过一两天又来了一点，俗称"经血回头"，这不是病，而是一种正常现象。

黄体前期小档案

日 SUN	一 MON	二 TUE	三 WED	四 THU	五 FRI	六 SAT
1	2	3	4	5	6	7
8	9	10	11	12	13	14
15	16	17	18	19	20	21
22	23	24	25	26	27	28

起止时间： 月经来后第1~7天

身体状况： 血液循环差、体温降低、免疫力差

心理状况： 情绪低落

肌肤状况： 干燥、敏感、代谢缓慢

受孕可能性： 无

调养重点： 把身体里的经血排出去，排得越干净越好

特别注意： 月经期身体会流失大量的铁质和钙质，因此平时要多吃点补铁、补钙的食物，以免出现贫血或骨质疏松

陈大夫叮咛： 多休息，饮食以清淡为主，适当吃点儿滋补的食物，让身体有充足的能量把经血排干净

卵泡期

月经来后第 8~13 天属于卵泡期。此期间受到促卵泡激素的影响，体内雌激素水平逐渐升高，卵泡逐渐成熟，子宫内膜逐渐增厚。卵泡成熟后会排卵，没有成熟的则自行萎缩。

卵泡期小档案

日 SUN	一 MON	二 TUE	三 WED	四 THU	五 FRI	六 SAT
1	2	3	4	5	6	7
8	9	10	11	12	13	14
15	16	17	18	19	20	21
22	23	24	25	26	27	28

起止时间：月经来后第 8~13 天

身体状况：处于最佳阶段，体态轻盈

心理状况：心情愉悦、充满自信

肌肤状况：光泽有弹性，气色好

受孕可能性：逐渐提高

调养重点：要补充经期流失的血，并且要根据体质慢慢补；为了促进卵子顺利排出，要放松身心、适量运动、均衡饮食，也可吃点补气的食物

特别注意：此时许多水分与废弃物都已排出体外，新陈代谢速度很快；此时若同房，可以增加受孕机会

陈大夫叮咛：多补充必要的营养素，调整生活作息，温和而不过度地节食，饮食与运动双管齐下，达到补益与瘦身双兼顾的效果

黄体前期

黄体前期也叫排卵期，所谓的排卵期并不是这一时间段都在排卵，而是说在这个时间段的某一点，卵子随时都可能排出。

排卵前的 24 小时，女性体内的黄体生成素会突然很高，24 小时后将是排卵的时刻，所以可以通过测出血液中的黄体生成素来计算排卵时间。

黄体前期小档案

日 SUN	一 MON	二 TUE	三 WED	四 THU	五 FRI	六 SAT
1	2	3	4	5	6	7
8	9	10	11	12	13	14
15	16	17	18	19	20	21
22	23	24	25	26	27	28

起止时间：月经来后第 14~21 天

身体状况：开始进入敏感期，可能有轻微不舒服的感觉出现

心理状况：紧张，情绪不稳定

肌肤状况：慢慢进入警戒期，皮脂分泌开始不平衡

受孕可能性：高

调养重点：以行气活血补肾的方法促进卵子排出，排卵后仍然要多吃一些补气补肾的食物，气足就能推动血行，使营养送达全身

特别注意：第 14~15 天这两天最容易受孕，无论是怀孕还是避孕，都要算准日子；这个阶段一定要改掉不好的生活习惯，不仅是为了怀孕，更是为了奠定健康的基础

陈大夫叮咛：女人养生的重点就是养子宫与卵巢，顺利排卵，就是女人青春的象征，也是子宫与卵巢健康的表现

黄体后期

月经来后第 22~28 天，即下次月经来潮的前一周，便是黄体后期。孕激素的分泌在黄体后期达到高峰，但若没有成功受孕，孕激素、雌激素会随之下降。少了孕激素的支持，原本充血增厚的子宫内膜就会开始剥落，下一次的月经就会来报到了。

黄体后期小档案

日 SUN	一 MON	二 TUE	三 WED	四 THU	五 FRI	六 SAT
1	2	3	4	5	6	7
8	9	10	11	12	13	14
15	16	17	18	19	20	21
22	23	24	25	26	27	28

起止时间： 月经来后第 22~28 天

身体状况： 新陈代谢变差，出现水肿、便秘等经前期综合征

心理状况： 情绪最不稳定，敏感焦躁

肌肤状况： 油腻、毛孔粗大，易形成青春痘、黑斑

受孕可能性： 低

调养重点： 要以平常心对待，以控制食欲、消除水肿为原则

特别注意： 无论你有多健康，经前期综合征都可能找上你

陈大夫叮咛： 靠正确的饮食补气，不要只一味满足口腹之欲

月事用品是子宫健康的防护线

	普通卫生巾	布卫生巾	卫生棉条	月事杯
位置	体外	体外	体内	体内
舒适度	容易摩擦肌肤，根据品牌不同有不同程度的闷热感，容易引起过敏、瘙痒	不容易摩擦肌肤，比较透气	放入体内后，感觉不到它的存在	放入体内后，感觉不到它的存在
更换	用完即丢	用完要清洗晾晒	用完即丢	用完一冲即可
方便度	尚可	一般	利于行动，经期时能游泳等	利于行动，经期时能游泳等
适应	很容易适应	比较容易适应	需多练习掌握正确放入位置	需多练习掌握正确放入位置

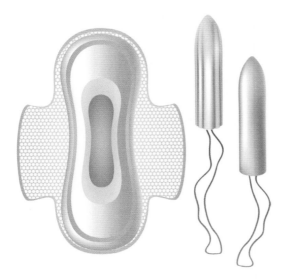

普通卫生巾、卫生棉条

产科主任
重点提示

　　卫生巾正常的用量是平均一天换四五次，每个周期不超过 2 包（按每包 10 片计）。假如每次月经用 3 包卫生巾还不够，而且差不多每片卫生巾都是湿透的，就属于经量过多。相反，每次月经 1 包都用不完，则属经量过少。经量过多或过少都应及时到医院就诊。

卵巢健康，才有健康卵子

受孕的根本就是养护卵巢

女性想要成功怀孕，首先要有一个健康的卵巢，因为女性如果没有健康的卵巢，就不能分泌健康的卵子，不能孕育新生命，而卵巢的衰老也是女性衰老的象征。因此，女性卵巢的养护至关重要。

女性不孕或早期流产与卵巢功能有关

女性不孕的原因中"卵巢功能不全"就占了 30%～40%，因为女性不排卵就无法怀孕。另外，由于早期怀孕过程必须依赖孕酮的维持，而孕酮的主要来源是卵巢的黄体，因此，如果怀孕的第 7～9 周没有足够的孕酮，就很容易引起早期胚胎流产。

哪些因素影响卵巢功能

影响因素		症状及诊断
妇科因素	多囊卵巢综合征	临床上有月经异常、不孕、多毛、肥胖等症状，诊断要结合临床的综合表现，如长期不排卵、雄性激素过高等，诊断要做激素水平检查和超声波检查，并排除其他疾病
	子宫内膜异位症	患者通常有痛经、性交痛、慢性下腹部疼痛等，易导致盆腔粘连、盆腔环境紊乱，从而出现不孕或早期流产
	盆腔炎	会有阴道不正常分泌物与下腹部疼痛，严重的还会有卵巢、输卵管脓肿及盆腔粘连
非妇科因素	高龄	女性的年龄超过 35 周岁
	疾病及其他	如脑垂体及下丘脑肿瘤、肥胖、肾上腺机能异常、甲状腺疾病、糖尿病、过度运动、生活压力等

卵巢早衰

卵巢早衰指女性 40 岁前由于卵巢内卵泡耗竭或医源性损伤而发生的卵巢功能衰竭，以低雌激素及高促性腺激素为特征，表现为继发性闭经，常伴有围绝经期症状。

养护卵巢要从日常生活做起

一些女性养成了很多不良生活习惯，也是导致卵巢早衰的重要原因之一。女性养成良好的、健康的生活习惯，有利于卵巢的健康，卵巢健康了，衰老的脚步也会变慢。

饮食调养很重要

不饮冷饮，不吃生冷食物，按时进食，多摄入富含维生素的水果和蔬菜，多吃豆制品等富含植物性雌激素的食物，这些都有助于卵巢的健康和保养，这就是延缓女性衰老的秘密。

保证适量运动，保持充足睡眠

早睡早起不熬夜，保持充足的睡眠，保证适量运动，经常进行像散步这样的运动，不要久坐。

吸烟有害卵巢

不碰烟酒，尤其是吸烟，对卵巢伤害特别大，严重者甚至会导致更年期提前。

和谐的性生活

和谐的性生活能推迟卵巢功能退化。

心情要愉悦，学会自我调节

女性气郁容易导致气血不通，卵巢的健康也会受影响。因此，女性要保持心情愉快，学会自我调节情绪。可以通过练习瑜伽达到心理和生理上的调养，从而有助于女性卵巢的保养。

多一份细心，警惕卵巢警报

没怀孕乳房有泌乳的现象

乳房有泌乳现象，可能与高催乳素血症、垂体瘤有关，催乳素高也会影响排卵和受孕，医生可能会采取药物治疗，大的垂体瘤还可能影响视野，医生可能会建议手术。

没有预兆的潮热、多汗是卵巢早衰的警示

每天几次或者十几次，莫名出现面部潮红、身体潮热、多汗等症状，有时还伴随抑郁、易怒、失眠等症状，如果你 40 岁前就出现这些症状，就要重视了，因为这可能是卵巢即将衰老的警告。

卵巢早衰造成雌激素水平下降，会使自主神经紊乱、内分泌失调，导致潮热、多汗等一系列症状。

身体毛发突然增多警惕多囊卵巢综合征

身体多毛是卵巢不排卵的一种表现，是多囊卵巢综合征的症状。由于"下丘脑－垂体－卵巢轴"功能失调，导致卵巢长期不能排卵，雄激素水平增高，身体就会出现多毛的现象。发现多囊卵巢综合征，一定要注意保养卵巢，促使卵巢排卵，让月经正常，这样卵巢就不会产生过多雄激素，多毛也会慢慢好转。

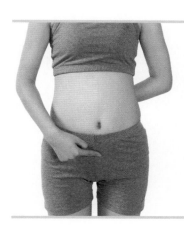

**产科主任
重点提示**

经常按摩关元穴可以呵护卵巢

从解剖学看，卵巢在盆腔的深部，人平躺的时候触摸不到卵巢，一般的按摩方法很难产生作用。但是，人体中的关元穴对保养卵巢有很大的帮助。

中医认为，经常按摩关元穴可以补充人体元气，调节内分泌，呵护卵巢，促进乳房的正常发育。仰卧姿势，除拇指外，四指并拢横放在肚脐下方，肚脐下正中线与小指交叉的地方即是关元穴。

多囊卵巢综合征的危害

危 害	具体表现
继发不孕	多囊卵巢综合征导致的不孕多为无排卵性不孕，原因在于卵巢囊壁过厚，导致卵子无法排出，无法与精子结合，明显的表现为闭经
导致月经异常	主要包括月经稀少或闭经（月经稀少所占比例更高），有些患者还会表现为月经淋漓不断，从而继发贫血等各种病症
影响容颜	多并发面部痤疮，出脓后会使面部落下永久瘢痕，影响容颜
诱发恶性肿瘤	因雌激素对子宫内膜的长期持续刺激容易导致子宫内膜增生过度，绝经后延，易导致子宫内膜癌
其他	多囊卵巢综合征患者患高血压、糖尿病、心脏病、乳腺癌等疾病的风险明显增高

预防措施

1.科学饮食，注意营养均衡；饮食要适量，不要过度节食；避免辛辣、刺激、油腻的食物；宜清淡饮食，多吃水果蔬菜。

2.避免盲目服用减肥药品。

3.注意劳逸结合，加强锻炼，增强体质。

4.保持乐观情绪、心情舒畅，避免暴怒、抑郁、过度紧张和长期焦虑。

5.采取避孕措施，避免多次流产手术，也应避免长期服用避孕药。

莫名腹胀谨防卵巢癌

很多人都会因为作息不规律、饮食不得当而有腹胀的毛病，大多数人调整饮食或者作息都会好转，或者吃几片胃药也就好了。但是，经常腹胀，吃药也不见好转，检查胃也没有毛病的时候，就要看看是不是卵巢出了问题。临床显示，如果不是胃本身的病变，久治不愈的腹胀很可能是早期卵巢癌的征兆。

呵护卵巢的 8 大黄金食物

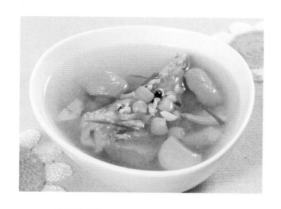

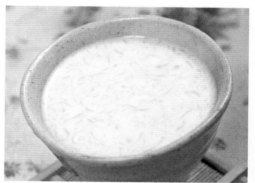

玉米 延缓卵巢功能衰退

玉米性平，味甘，归胃、大肠经。含有镁、硒等矿物质，对抑制肿瘤的生长有一定功效，常食能帮助降低卵巢癌的发生概率。玉米中含有谷胱甘肽，在微量元素硒的作用下，能够帮助延缓卵巢功能的衰退。

荞麦 稳定卵巢功能

荞麦性平，味甘，归脾、胃经。其营养价值高于一般谷物。荞麦中含有烟酸，可以促进机体的新陈代谢，增强卵巢的代谢能力，帮助预防卵巢肿瘤。荞麦中含有叶绿素、芦丁，能够帮助降低血脂和胆固醇，软化血管，保障卵巢的血液流通。

栗子玉米煲西施骨

材料 西施骨 500 克（猪肩胛骨），鲜玉米粒 200 克，栗子 10 颗，芡实 15 克。

调料 盐、姜片、葱丝各适量。

做法

1. 芡实、栗子分别洗净，用清水浸泡 4 小时；西施骨洗净，剁成块，焯水；鲜玉米粒洗净；栗子去硬壳，取肉。
2. 西施骨、鲜玉米粒、芡实、栗子肉、姜片放入锅中，加入清水，大火煮沸后转小火煲 2 小时，加盐，撒入葱丝即可。

牛奶荞麦饮

材料 荞麦 70 克，牛奶 200 克，鸡蛋 1 个。

做法

1. 荞麦洗净，晾干，放入锅中炒至香脆，取出研末，放入碗中。
2. 鸡蛋打散成液，淋入开水锅中，煮成蛋花汤备用。
3. 牛奶倒入荞麦末碗中，加入蛋花汤，搅匀即可。

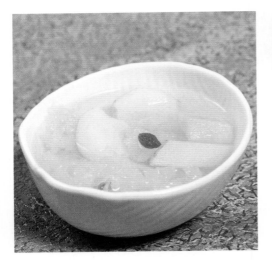

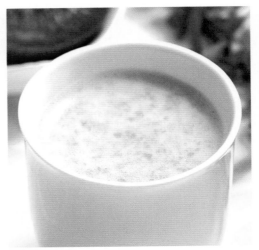

苹果 保持卵巢功能旺盛

苹果性平,味甘,归脾、胃经。苹果中的苹果多酚,有较强的抗氧化作用,可帮助卵巢处于功能旺盛的状态。苹果中的多糖、钾等物质,能够中和人体内过多的酸性体液,帮助缓解卵巢疲劳。

猕猴桃 帮助卵巢保持青春

猕猴桃性寒,味甘、酸,归脾、胃经。猕猴桃中含有多种氨基酸和矿物质,特别是维生素 C 含量丰富,有助于分解体内堆积的毒素,清洁卵巢,保持卵巢的青春活力。

苹果雪梨银耳汤

材料 雪梨 1 个,苹果半个,荸荠 50 克,干银耳 5 克,枸杞子适量。

调料 冰糖、陈皮各适量。

做法

1. 将雪梨、苹果洗净,去皮,切块;荸荠削去外皮;干银耳泡发,去黄蒂,撕成小朵。
2. 锅中放适量清水,放入陈皮、冰糖,待水煮沸后,再放入雪梨块、苹果块、银耳、枸杞子和荸荠,大火煮约 20 分钟,转小火继续煮 2 小时即可。

猕猴桃橘子汁

材料 猕猴桃 150 克,橘子 100 克。

调料 蜂蜜适量。

做法

1. 猕猴桃去皮,切小块;橘子去皮、去籽,切小块。
2. 将所有食材一同放入榨汁机中,加入适量饮用水搅打成汁后倒入杯中,加蜂蜜调匀即可。

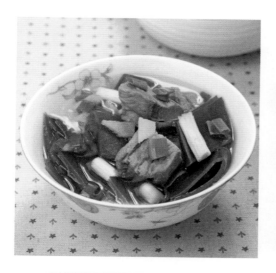

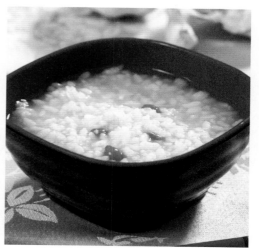

海带 减少卵巢疾病发生

海带性寒，味咸，归胃、肝、肾经。海带含碘丰富，碘是人体内合成甲状腺素的主要材料，可以促进卵巢的生长发育。而且，碘被人体吸收后，能帮助排泄有害物质，帮助减少卵巢疾病的发生。

大蒜 延缓卵巢细胞衰老

大蒜性温，味辛，归脾、胃、肺经。国外研究者认为，大蒜是全世界最具抗癌潜力的食物，大蒜中的硒可帮助抑制卵巢肿瘤细胞的生长。另外，大蒜中的大蒜素具有很强的杀菌能力，经常食用可调理感染性疾病。

海带排骨汤

材料 猪排骨 400 克，水发海带 150 克，葱段、姜片各 10 克。

调料 料酒 10 克，盐 3 克，香油 4 克。

做法

1. 海带洗净，切菱形片，焯水；猪排骨洗净，横剁成段，焯水后捞出，用温水泡净。

2. 锅内加入适量清水，放入猪排骨、葱段、姜片、料酒，用大火烧沸，撇去浮沫，然后转中火焖烧约 1 小时，倒入海带片，继续煮 15 分钟，加盐调味，淋入香油即可。

大蒜粥

材料 大蒜 30 克，大米 100 克，枸杞子 10 克。

调料 香油、盐各适量。

做法

1. 大蒜去皮，切碎；大米淘洗干净，浸泡 30 分钟；枸杞子洗净。

2. 大米加清水大火煮沸，待米粒开花时，加入大蒜碎、枸杞子，继续熬煮成粥，加盐调味，淋上香油即可。

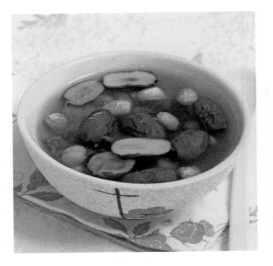

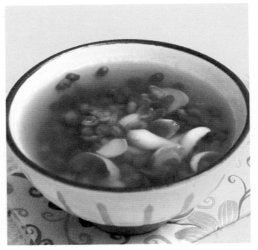

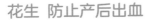
花生 防止产后出血

花生性平，味甘，归脾、肺经。花生衣可止血，能够辅助调理产后出血所致的卵巢功能衰退，对由出血引起的贫血也有一定疗效。另外，花生含有锌，能帮助增强记忆力，抗老化，延缓脑功能衰退，滋润皮肤。

绿豆 帮助卵巢排毒

绿豆性寒，味甘，归心、胃经。绿豆中含有蛋白质、磷脂、B族维生素，营养丰富。绿豆中的活性物质具有抗氧化作用，有助于抑制癌细胞生长，帮助预防卵巢癌的发生。

花生桂圆红枣汤

材料　花生米50克，干桂圆25克，红枣40克。

调料　白糖适量。

做法

1. 花生米洗净，用温水泡2小时；干桂圆去壳洗净，去核；红枣洗净，去核，泡软。

2. 锅中放适量清水，放入泡好的花生米、红枣，大火烧开，改中火煮25分钟，放入桂圆煮20分钟，关火，加白糖调味即可。

百合绿豆汤

材料　绿豆250克，鲜百合30克。

调料　冰糖适量。

做法

1. 绿豆淘洗干净，放入砂锅中，加入清水浸泡3~4小时；鲜百合去除枯黄的花瓣，削去老根，分瓣，洗净。

2. 汤锅置火上，加适量清水和绿豆，大火煮开后转小火煮至绿豆开花且软烂，放入百合煮熟，加冰糖煮化即可。

改变生活方式，提高卵子质量

平时补补铁，卵子更健康

在平时的膳食中注意补充铁，可以适当多吃动物血、猪肝、瘦肉、鱼类和海鲜等含铁丰富的食物。如果已经出现了贫血，并经诊断明确是由于慢性失血造成的缺铁性贫血，可以服用补铁的西药。

需要注意的是，有很多缺铁性贫血的患者并不是因为平时摄取的铁元素不够，而是因为机体对铁的吸收不好，这就需要去咨询相关专家，在专业医师的指导下治疗。对于备孕的女性来说，多吃富含铁元素的食物，给卵子提供足够的营养，会让卵子更健康。

适当多吃豆制品，卵巢更结实

豆腐、豆浆等豆制品中含大量植物蛋白质，会让卵巢更结实、卵子更健康。吃豆腐时尽量煮着吃，煎豆腐时，食用油中含不饱和脂肪酸，会破坏植物蛋白质活性，让健康减分。每天吃一小盘豆腐即可。

不吃或少吃止痛药、安眠药

服用止痛药会减弱卵子活性。调查显示，服用止痛药的女性体内卵子活性比不服用止痛药的女性低7%。止痛药会抑制大脑神经，长期服用会"迷惑"神经中枢，对卵巢发出的指令速度降低，卵子活性减弱。

安眠药会造成暂时性不孕。安眠药会损害女性的生理功能和生殖功能。如地西泮、氯氮䓬、丙米嗪等，都可作用于间脑，影响脑垂体中促性腺激素的分泌。女性服用安眠药可影响下丘脑机能，造成月经紊乱或闭经，从而影响受孕能力，造成暂时性不孕。如果女性在怀孕早期服用过这类药，还可能导致胎儿先天性畸形。

远离美容院的卵巢保养

据相关资料显示，美容院用于卵巢保养的精油良莠不齐，合格率不到20%。美容师手上的精油渗入身体后，可能会影响内分泌水平，甚至降低卵子活性。因此，如果没有得到医学建议及产品保证，备孕女性要远离美容院所谓的卵巢保养。

每天坚持半月式瑜伽运动，增强卵巢活力

工具： 一块瑜伽砖

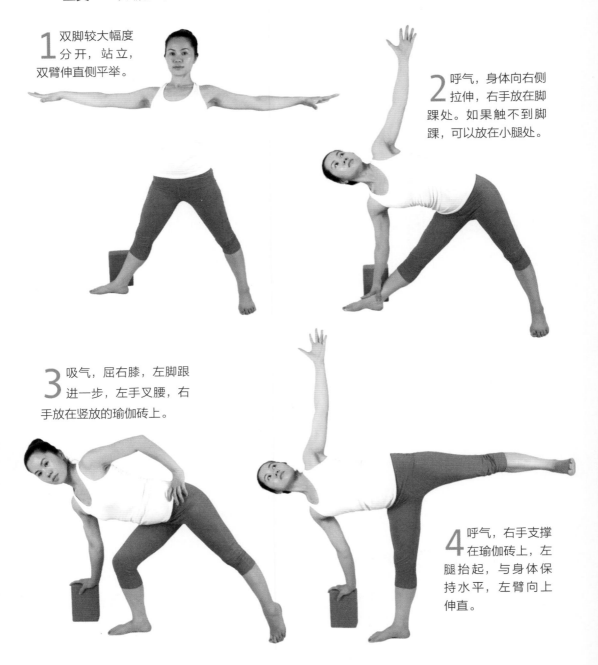

1 双脚较大幅度分开，站立，双臂伸直侧平举。

2 呼气，身体向右侧拉伸，右手放在脚踝处。如果触不到脚踝，可以放在小腿处。

3 吸气，屈右膝，左脚跟进一步，左手叉腰，右手放在竖放的瑜伽砖上。

4 呼气，右手支撑在瑜伽砖上，左腿抬起，与身体保持水平，左臂向上伸直。

激素正常分泌
有助于排卵、受孕

性激素正常分泌是正常排卵的必要条件之一

性激素除了可以使女性皮肤更加细腻、身体曲线更加突出外，最重要的作用便是使妊娠过程顺利进行。女性性激素包含雌激素与孕激素，这两种性激素接受大脑的调节作用，在女性体内按照一定规律周期性地分泌，任何原因（如下丘脑－脑垂体调节功能不良等）导致的激素分泌异常，都会对女性妊娠造成一定影响。

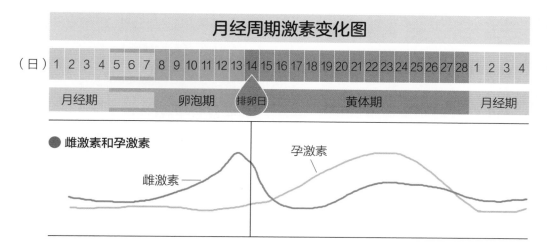

月经周期激素变化图

（日）1 2 3 4 5 6 7 8 9 10 11 12 13 14 15 16 17 18 19 20 21 22 23 24 25 26 27 28 1 2 3 4

月经期　　　卵泡期　　排卵日　　黄体期　　　月经期

● 雌激素和孕激素

孕激素

雌激素

两种重要的性激素

性激素	雌激素	孕激素
作用	• 使子宫内膜增厚 • 使女性第二性征更加明显，皮肤充满弹性，秀发飘逸 • 预防骨质疏松 • 抑制脂肪增长	• 使受精卵更易于着床 • 妊娠过程中保护胎儿顺利生长 • 使体温上升
分泌较多的时期	月经期后到排卵前	排卵后到月经期前

雌激素是怀孕的关键

雌激素是女性体内最重要的性激素，控制着女性的生殖系统，同时也控制着月经的循环过程，这一切都是从卵巢中的一个或几个卵泡发育开始的。随着卵泡慢慢长大，女性体内的雌激素慢慢增加，使得子宫内膜增生、加厚。通俗地说，子宫内膜是种子播种必需的土壤，雌激素使得子宫内膜出现增殖期的转变，如同为土壤施加肥料。雌激素不可过多或过少，都有危害。

雌激素过多的危害

如果体内的雌激素超量，会导致乳腺增生、乳腺癌、子宫内膜增生、子宫癌等。所以，千万不要自作主张服用雌激素类的药物，要在医生的指导下服用此类药物。

雌激素过少的危害

身体方面：骨质疏松、身心疲惫、乳房下垂、发色枯黄、面部潮热、胸闷气短、心跳加快、消化系统功能失调、腹泻或便秘。

精神方面：失眠健忘、烦躁不安、情绪不稳、经常发脾气、敏感多疑、莫名地忧伤。

注意改善不良生活习惯，避免破坏雌激素平衡

雌激素正常分泌时，不仅可以让子宫和卵巢状态变好，还可以让肌肤和发质变美、变好。不过，想要雌激素正常分泌，最重要的就是坚持规律性地饮食、睡眠、运动以及保持心情平和。现在检查一下每日的生活习惯，下面几点中，符合自己的项目越多，越要时时提醒自己要改善生活习惯了。

1. 饮食不规律，且常吃外卖或便利商店买来的便当。
2. 即使吃饱了，还吃个不停。

巧妙避免高水平雄激素，提高受孕率

产科主任重点提示

女性体内也有雄激素，但含量极少，主要来源于卵巢和肾上腺，其含量仅为男性体内雄激素的 10% 左右。但就是这极少量的雄激素，却在女性身上起到了举足轻重的作用：促进女性外阴发育，促进腋毛、阴毛的生长及促进红细胞的生长。除此之外，它还是女性体内孕激素的合成材料，也就是说，雄激素分泌异常会影响女性体内孕激素的正常分泌。

为避免体内雄激素含量过高，饮食上以清淡为宜，可以多吃大豆制品、奶类、新鲜水果和蔬菜等调理，平时多注意休息和锻炼。此外，要避免不良的精神刺激。

3.玩手机、看电视到半夜，休假时，常常睡到中午。

4.喜欢穿紧身衣裤或薄衫。

5.有头痛、肩膀酸痛和腰痛的烦恼，常常久坐在桌前工作，没有运动习惯。

怀孕必不可少的孕激素

如果女性的月经周期出现紊乱，时而大量出血，时而闭经，就应该想到可能是受孕激素影响的无排卵月经了。

孕激素的作用

孕激素是怀孕不可或缺的激素。孕前，由于孕激素的拮抗，避免了雌激素对子宫内膜长期刺激而出现的过度增生；排卵后期由于孕激素"撤退"，形成了女性有规律的月经。由于孕激素的作用，子宫内膜出现分泌期的变化，为受精卵着床建立起适宜的环境。怀孕后，孕激素封闭了通道，使细菌无法侵害胚胎。更重要的是，孕激素可以使子宫保持稳定状态。

孕激素缺乏会怎样

孕激素缺乏，子宫受雌激素的长期刺激，首先，会有内膜过度增生的危险；其次，由于雌激素只有波动，没有规律性"撤退"，子宫内膜随着它的波动而不断出现脱落和修复的交叉现象，会引起不规则的子宫出血。怀孕后孕激素缺乏，会有流产或胎停育的风险。

不孕症，与孕激素分泌失调有关

对女性来说，孕激素是与孕育宝宝关系密切的一种激素，它分泌失调后可能会导致不孕症。

总之，女性排卵、受精卵着床、胎儿的成形与成长、母乳喂养，都要靠孕激素的协助。因此，孕激素对女性来说是很重要的一种激素。

孕激素分泌不足危害多多

排卵不正常或催乳素偏高，都会导致孕激素分泌不足。这会使子宫内膜发育不良，受精卵因无法顺利着床而流产。而且孕激素不足不仅会使女性无法成功受孕，还会让女性饱受月经不调的困扰，出现经期变长、失血过多等症状，甚至会因此出现贫血。

产科主任
重点提示

还有卵泡刺激素、黄体生成素、催乳素

除了以上那些大众比较熟知的性激素外，女性体内还有一些激素，它们对女性的生殖健康也起着非常重要的作用。

卵泡刺激素

卵泡刺激素，即卵泡激素。卵泡刺激素是垂体分泌的可以刺激卵子成熟的一种激素。与黄体生成素统称促性腺激素，具有促进卵泡发育成熟的作用，与黄体生成素一起促进雌激素分泌。

黄体生成素

黄体生成素，又称促黄体素，是垂体前叶嗜碱性细胞所分泌的激素。黄体生成素与卵泡刺激素发挥协同作用，刺激卵巢雌激素分泌，使卵泡形成黄体并分泌雌激素和孕激素。

催乳素

催乳素是一种多肽激素，是脑垂体所分泌的激素中的一种。女性在怀孕后期及哺乳期，催乳素分泌旺盛，以促进乳腺发育与泌乳。非孕妇血清中催乳素水平最高值一般不会超过 20 纳克 / 毫升。

催乳素的分泌是脉冲式的，一天之中就有很大的变化。进入睡眠 1 小时内催乳素分泌的脉冲幅度迅速提高，之后在睡眠中分泌量维持在较高的水平，醒后则开始下降。清晨三四点时血清的催乳素分泌浓度是中午的两倍。

扫码获取
- 专家在线问诊
- 科学备孕攻略
- 孕期知识百科
- 膳食营养指南

雌激素是"源动力"

激素的链条可以这样梳理：为了孕育一个健康的胎宝宝，需要足量的孕激素；分泌足量的孕激素则需要功能正常的黄体；而功能正常的黄体又需要发育良好的卵泡；优良的卵泡会诱导出足量的黄体生成素受体；排出卵子需要黄体生成素足量分泌，黄体生成素的升高依赖于雌激素。从这个环环相扣的链条中可以看出，雌激素是"源动力"。

产科主任
重点提示

各性激素打好配合战，排出优质卵子

卵泡原始阶段

卵泡是胎宝宝在妈妈体内的原始起点，此时是不受任何激素影响的。

卵泡发育阶段

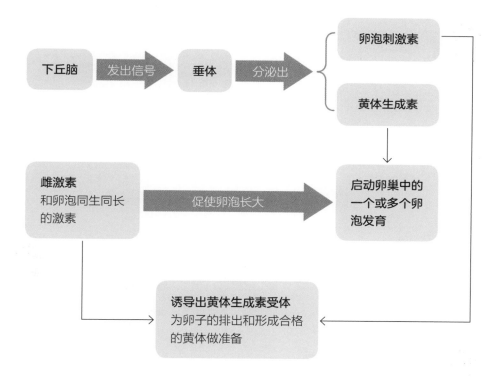

排卵阶段

雌激素、卵泡刺激素和黄体生成素三种激素同时达到顶峰，这时卵泡才有可能破裂，并排出卵子。破裂的卵泡在黄体生成素的作用下生产黄体，黄体分泌孕激素，因此女性体内开始出现较高的孕激素，孕激素能使子宫内膜形成分泌期的变化，为受精卵随时着床做准备。

这就是性激素环环相扣，促成排卵、等待受精的过程。

"熊猫血"妈妈生出来的孩子一定是"熊猫血"宝宝吗？

产科主任医师

　　"熊猫血"妈妈生出来不一定就是"熊猫血"宝宝，这需要结合父亲的血型来看，是由遗传性状决定的。人的遗传物质主要在"染色体"上，每个人都有两套染色体，一套是母亲遗传下来的，另一套是父亲遗传下来的。Rh 阴性血的人两套染色体都是 Rh 阴性的基因，而 Rh 阳性血的人至少有一套有 Rh 阳性基因。每个人遗传给下一代时，都只遗传一套染色体，所以"熊猫血"妈妈生出来不一定就是"熊猫血"宝宝。

我今年 39 周岁了，准备要第二个宝宝，据说需要做卵巢功能检查，是真的吗？

产科主任医师

　　高龄备孕女性错过了最佳生育年龄，卵巢功能开始衰退，可能会出现排卵障碍，对正常的受孕和生育造成影响，与此同时，雌激素、孕激素也减少了，无法维持子宫内膜环境的良好状态，不利于受精卵着床，因此高龄女性备孕时最好进行卵巢功能检查。

　　卵巢功能检查一般是在备孕女性来月经的 3~5 天内，通过基础体温、阴道脱落细胞检查、宫颈黏液结晶检查、甾体激素测定、雌激素和孕激素浓度来评定卵巢功能。

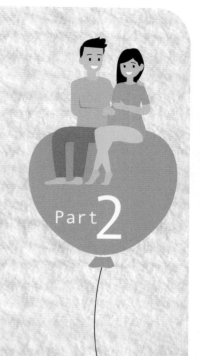

Part 2

准备要宝宝，
备孕男性应该做什么

备孕，男性先要远离这三件事

合理控制体重

研究显示，肥胖男性的劣质精子较多，生殖能力差。当然体重过轻对备孕也有不利影响。所以，备孕男性一定要将体重控制在合理范围内，才能产生高质量的精子。BMI（身体质量指数）在 20~25 的男性更容易拥有较高质量的精子。

BMI = 体重（千克）÷ 身高（米）^{2}

运动有助于减肥，能增强男性体内雄激素、睾酮含量，增强性欲和精子活力，增加精子数量。跳绳、游泳、打乒乓球等都是不错的运动选择。

怀孕之前 3 个月戒烟酒

长期吸烟喝酒会对精子的质量产生不利影响，增加畸形精子的比例。众多研究表明，生产低体重儿、流产与孕前男性酗酒、吸烟有关。为了拥有健康的宝宝，避免怀孕后担心宝宝是否健康，备孕男性最好在怀孕之前 3 个月开始戒烟酒。

怀孕之前 3 个月开始停止服用某些药物

"是药三分毒"，备孕男性用药不慎，会影响精子的质量，从而不利于胎宝宝的生长，甚至会引起流产。男性的精子生成周期为 80~90 天，所以，为了拥有一个健康的宝宝，下面这些药，备孕男性从怀孕之前 3 个月就要开始慎用或停止服用。

药物类型	具体药物
激素类药物	氯米芬、泼尼松、地塞米松等糖皮质激素类药物
降压药	利血平、胍乙啶、可乐定
心血管药物	美卡拉明、哌唑嗪、肼屈嗪、甲基多巴、洋地黄等
利尿药物	安体舒通、氢氯噻嗪、呋塞米、丁尿酸等
中草药	雷公藤等

心理准备必不可少

怀孕会影响正常的性生活

怀孕必然会对夫妻的性生活产生一定影响，尤其是孕早期和预产期前一个月这两个阶段，为了避免发生流产的意外，最好不要有性生活。

从受孕到妊娠前3个月是胚胎发育的初始阶段，胎盘尚未形成，附着在母体子宫内并不牢靠，一不小心就容易流产。所以，在此阶段，要尽量控制或避免性生活，尤其是婚后多年不孕和曾经有过自然流产史的女性。怀孕中期虽然可以过性生活，但还是应该减少次数并降低强度。

怀孕后期，孕妈妈体形变化比较大，要避免撞击膨大的腹部，孕妈妈的外阴、阴道容易受伤，动作应轻柔些。预产期前1个月，子宫对外界的刺激比较敏感，性生活容易导致流产、早产和感染，应禁止性生活。

做好承担家务的心理准备

怀孕后，妻子在做家务方面就不能以孕前的标准来要求了，尤其到了孕中晚期，行动很不方便，做一点儿平时看起来很容易的事情也会力不从心，甚至容易影响胎儿的生长发育或有流产的危险。所以，家里如果没有其他人帮忙，准爸爸就要做好承担大部分家务活儿的心理准备。

家庭的责任更重

多了一个小宝宝，爸爸妈妈将会承担更多的责任和义务。宝宝的降临意味着目前生活方式的转变，在带来喜悦的同时也会增加很多责任，爸爸妈妈在宝宝的喂养、教育、健康、安全等方面都需要付出很多的时间和心血。或许爸爸妈妈要因此失去很多自由，有时还会因此影响妈妈事业的发展，备孕男性要有所准备。

扫码获取

- 专家在线问诊
- 科学备孕攻略
- 孕期知识百科
- 膳食营养指南

健康的精子是"好孕"的前提

精子的特性

精子从产生到成熟时间很长，需要 90 天。

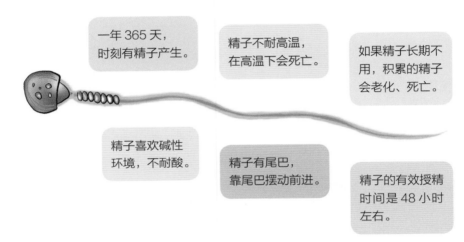

一年 365 天，时刻有精子产生。

精子不耐高温，在高温下会死亡。

如果精子长期不用，积累的精子会老化、死亡。

精子喜欢碱性环境，不耐酸。

精子有尾巴，靠尾巴摆动前进。

精子的有效授精时间是 48 小时左右。

精子产生的条件很苛刻

精子虽然很小，但是它的产生条件非常苛刻。

1 需要足够的营养。精原细胞分裂演变成精子需要大量的营养物质，特别是号称人体"建筑材料"的蛋白质。

2 需要低温环境。精子的成长要求阴囊内的温度比体温最少低 1℃，而睾丸里的温度比体温要低 0.5~1℃，否则精子的生长就会终止，男性出现一次高热会死掉很多精子。

3 需要一定的时间。精子从产生到成熟需要 3 个月的时间。知道了这些条件，我们就知道应该怎么做了。为了生个聪明健康的宝宝，备孕男性应该做到以下几点。

每天进食足够的食物，保证营养。

不能洗桑拿浴。

多吃些碱性食品。

不能长期节欲，成熟超过 7 天的精子会大量死亡，长期分居的夫妇第一次同房是不容易怀孕的。

世界卫生组织（WHO）规定的精液正常标准（1999 年）

精子形态	正常标准
精子液化时间与颜色	室温下，60 分钟以内全部液化，颜色为均匀的灰白色
精液量	2.0 毫升或更多
pH 值	7.2～8.0
精子密度	≥20×10^6/毫升
精子活动力	射精后 60 分钟内，50% 或更多具有前向运动（即 A 级和 B 级），或 25% 或更多具有快速前向运动（A 级）
正常形态精子	≥15%

异常精子的分类

精子形态	异常标准
少精子症	精子密度低于 20×10^6/毫升
弱精子症	（A+B）精子低于 50%
畸精子症	精子正常形态小于 15%
少、弱、畸精子症	三种均明显异常
无精子症	所射精液中无精子
无精液症	不射精

精子异常会导致流产

怀孕需要精子和卵子相结合才能发生，而胚胎的诞生，精子和卵子各占一半功劳，精子为胚胎提供了 50% 的基因。精子并非只在受孕时发挥作用，精子基因所起的作用一直伴随着胚胎发育的整个过程，受孕只能算作精子的前期工作。

精子异常，如数量异常、结构异常、基因突变或精液质量降低，这些情况并不妨碍精子和卵子的结合，女性也能够正常怀孕，但是到了怀孕中晚期，如果精子不健康，精子基因的晚期效应不正常，胚胎的发育就会停滞，从而发生死胎现象。

少精、弱精极易被忽视

少精、弱精往往会被患者忽视，最容易被忽视的一个原因是，备孕夫妻在婚检和孕检时，男方的精子数量基本趋于正常，但在备孕的过程中，各种不良因素影响了精子的数量。

精液排出过多、过少都会影响生育

精液是否排出的越多越好？越多才体现男人的强壮，说明生育能力和性能力强？事实上，过多的精液可能是疾病或身体要出现异样的先兆。即使没有疾病发生，过多的精液也会影响精子质量。

一般情况下，正常男性一次射精的精液量是 2~6 毫升，若超过 6 毫升，可能存在生殖系统炎症，此时精液中的营养成分和精子的密度均被稀释，导致精子营养供给不足，精子活力下降，从而降低生育能力；相反，如果精液量过少，则难以"对抗"和稀释女性阴道内的不利环境，从而影响精子活力和受精。造成精液量过少的原因主要有性生活太频繁、慢性消耗性疾病、不良刺激和紧张焦虑等。

**产科主任
重点提示**

精子质量不好会导致胚胎质量差

如果备孕男性精子质量不好，精子数量少，精子活力差，畸形多，均会导致胚胎质量不好，出现流产、死胎、胎儿畸形，早产的概率也很高。

备孕男性要精心呵护精子

精子既不喜欢高温，也不喜欢低温

精子在 35.5～36℃的恒温条件下才能产生与发育，高温和寒冷环境都会严重影响其质量。研究表明，低温作用后，异常超微结构的精子显著增加，会干扰精子的产生和活力。高温使睾丸温度高于精子生长发育的生理温度，严重影响了生精细胞的功能，同时引起睾丸发生代谢及各种生化与免疫反应，导致生精微循环的改变，使精子通过附睾的速率加快，成熟减缓，最终导致睾丸生精障碍，出现精子形态异常，精液质量下降，或精子在睾丸中大量死亡，甚至会出现睾丸萎缩。

高频振动易导致精子成熟障碍

研究表明，持续剧烈震动可致使自主神经功能、免疫功能、内皮细胞的内分泌功能异常，而这些功能的异常均可能影响到生殖功能，直接影响精子的成熟，增加无精症、少精症、弱精症、畸形精子症的患病概率。

电磁辐射易使精子畸形

睾丸是人体中对电磁辐射最为敏感的组织器官之一。过多使用手机能降低精子数量、活力，增加畸形精子。微波可通过热效应损害生精细胞，影响睾丸的内分泌功能，造成精子畸形率增高，质量下降。

想当爸，要避免经常泡桑拿

桑拿浴能够使血液循环加快，使全身各部位肌肉得到完全放松。因此，不少男性喜欢泡桑拿，以解除疲劳。然而频繁泡桑拿可能造成不育。精子必须在相对低温条件下才能正常发育。一般桑拿浴室温可达 40℃以上，会严重影响精子的生长发育，导致弱精、死精等病症。因此，对于想要宝宝的男性，不要经常泡桑拿。

产科主任重点提示

扫码获取
- 专家在线问诊
- 科学备孕攻略
- 孕期知识百科
- 膳食营养指南

备孕男性尽量
远离影响优生的职业

停止高强度的工作

很多男性的工作强度高、节奏快、压力大，从而导致身体健康状况不佳，生育也受到了一定的影响。并且长时间熬夜加班，作息不规律，也会导致夫妻性生活不和谐。为了下一代的健康，从事高强度工作的男性在备孕期要及时作出调整。如果男性的工作平时需要出差，在备孕期最好和领导、同事沟通好，调整出差的计划。同时，备孕的这段时间，从事高强度工作的男性可以找一些生活或者工作上的乐趣，保持愉快的心情。

备孕男性的职业对优生的影响

科学研究发现，男性在接触某些农药后，可使精子细胞内的脱氧核糖核酸（DNA）发生微妙变化，其妻子怀孕后的流产概率比一般人高，并有可能导致后代精神异常。因此，备孕男性不要接触以下行业。

接触铅、汞等重金属的工作
可能影响精子的生成过程。

接触氨甲嘌呤、氯丙烷、氯乙烯等致癌物的工作
可能影响精原细胞。

需要远离的工作

接触化学药品的工作，如接触雌激素、补血平、氯丙嗪等
可能影响精子的生存能力，并使畸形精子的数目大大增加。

接触电离辐射的工作
性腺对电离辐射极为敏感，辐射可能导致精子缺乏；胚胎和胎儿受到辐射后，可能引起胎儿生长迟缓、小头畸形，并伴有智力障碍。

影响优生的习惯要及时纠正

不要使用电热毯

精子对高温环境非常敏感。一般条件下，阴囊温度应比体温低0.5~1℃，也就是35.5~36℃（正常体温为36.5℃），位于阴囊中的睾丸和附睾的温度也要低于体温，这是保证精子生成和成熟的重要条件之一。

男性如果常处于高温环境中，可能使阴囊、睾丸和附睾的温度升高，从而影响精子的生成和成熟。因此，准备生育的男性不宜长期使用电热毯。

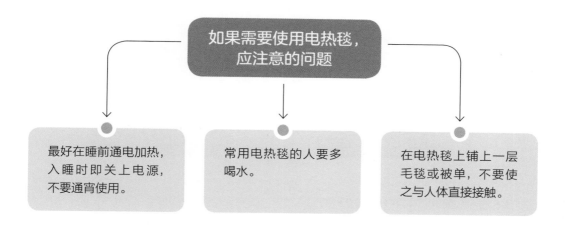

如果需要使用电热毯，应注意的问题

最好在睡前通电加热，入睡时即关上电源，不要通宵使用。

常用电热毯的人要多喝水。

在电热毯上铺上一层毛毯或被单，不要使之与人体直接接触。

手机别放裤兜里

有些男性喜欢把手机塞在裤子口袋里，这对精子的威胁是很大的。手机的高频微波会造成精子数量减少、精子活力下降，把手机放在裤兜里，对精子的威胁更大。但现在手机是普遍使用的重要通信工具，其辐射很难避免。

养成良好的使用手机的习惯有助于减轻辐射危害，如尽量让手机远离腰、腹部，不要把手机放在衣服口袋里；晚上手机充电时，不要把手机放在床头；外出时最好把手机放在包里，打电话时用耳机来接听。备孕男性使用手机时要注意自我保护，身边有座机电话时尽量不用手机，用手机打电话时尽量长话短说。

经常趴着睡不利于生育

趴着睡容易导致频繁遗精

趴着睡觉时，会压迫阴囊，阴囊受到压迫后会刺激阴茎，进而导致遗精的频率大幅增加。年轻男性的阴茎对外界的刺激更敏感，更容易造成遗精，频繁遗精会给身体造成很大的伤害。

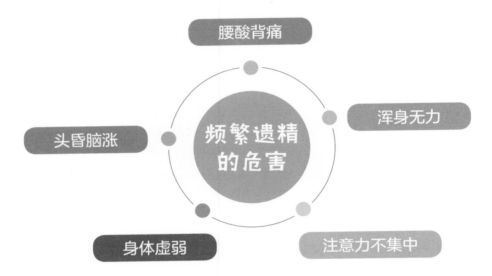

经常趴着睡等于给阴囊加温

精子对阴囊的温度有所要求，需要阴囊保持常温，它才肯"出来"。趴着睡觉时，阴囊在一个温度较高的环境下，这种睡姿会对精子的生成造成一定的影响，导致精子稀少，进而给怀孕带来一定的阻力。

备孕男性长时间侧睡可能使精索打结

长时间侧睡可能会造成睾丸扭转，这种扭转并不是说整个睾丸扭转，而是睾丸上面的精索发生扭转。

精索就像绳索一样，侧睡时容易发生扭转和"打结"，打结会造成严重的后果。精索是睾丸的一条重要通道，为睾丸提供营养和运输代谢物的血管都需要从中通过。精索出现打结就像交通堵塞了一样，没有营养供给的睾丸在 12 小时以后就有缺血、坏死的危险。因此，备孕男性不宜长时间侧睡。

性生活频率合适，
精子质量好

禁欲太久会影响后代的质量

超过 1 周没有性生活，就算禁欲时间长了。禁欲的时间越长，贮存在体内的精子就越多，精子会不断衰老、丧失活力。保持适当的排精次数，有利于衰老精子的解体和新精子的成熟之间保持一个动态平衡，维持精子一定的储备量。如果长时间没有性生活，精子会失去受精能力。

两地分居的夫妇重逢后最初几次排出的精液，其中老化的精子比较多，即使在夫妻同房后卵子受精，也容易发生胎宝宝智力低下、畸形甚至流产。

禁欲多长时间再同房有助于优生

研究发现，禁欲 24 小时就能使精子储备迅速恢复。但生殖能力有问题的男性有必要在计划受孕日前禁欲 3~5 天，届时再采取隔日同房 1 次的办法，这样比每天 1 次更能增加女方受孕的机会。但如果精子活力较差，每天同房 1 次可能更有助于提高精子的活力。

怀孕之前 3 个月调整性生活频率

睾丸每天生成的精子数量虽然多，但是 1 次射精后，精子要经过将近 1 周的时间才能成熟。因此在怀孕之前 2~3 个月的这段时间，建议每周最好进行 1~2 次性生活。到了怀孕之前 1 个月，可以在女性排卵期适当增加同房次数，以两三天一次为佳。

掌握好夫妻生活的度

年轻的新婚夫妇，性生活会比较频繁，有的每晚 1~2 次且持续 1~3 个月。年轻人在新婚期内房事多一些是可以理解的，但是也不能提倡这种"狂轰滥炸"的方式。纵欲过度容易导致不射精、性欲减退或者阳痿，从而影响夫妻关系。因此想要和谐的性生活，必须把握好度。

产科主任
重点提示

及时调理好病症，
以免影响生娃

睾丸受伤的处理方法

睾丸损伤的治疗可以分为一般治疗和手术治疗。睾丸损伤不严重的患者可以采取纠正休克、镇静止痛、应用抗生素预防感染的一般治疗方法。睾丸损伤严重的患者在无法修复时，医生可能会进行睾丸切除术了，但应该尽量保留一部分白膜，这样还能保留部分内分泌功能。

睾丸炎症，损害男性生育能力

一般来说，睾丸炎症是由细菌与病毒引起的。睾丸炎分为慢性和急性两种。急性多发于中青年和儿童。慢性可由急性发展而来，也可无急性期，因长期轻度感染而形成，临床表现为局部不适，附睾呈均匀轻度增大，发硬与皮肤不粘连，输精管正常或稍发硬。发现本病后要进行及时进行系统、有效的治疗，防止对睾丸造成伤害。

睾丸受伤不严重或仅单侧受伤，不影响生育

男性身上最容易受伤的地方就是睾丸，一旦受伤就会疼痛不已，重则影响生育，甚至会危及生命。幸运的是，如果睾丸损伤不严重或者单侧受伤，可能并不会影响生育。比如，受伤当时剧痛，次日恢复正常。这是睾丸表面神经末梢较丰富，感觉较灵敏所致，内部损伤少，不影响生育。或者睾丸受伤较重，局部轻度淤血，数天后消退。损伤系局部破损或皮下血管损伤，修复后也不影响生育。

产科主任
重点提示

输精管梗阻让"生命的种子"无法输送

精子是男性生命的"种子",当"种子"无法运送出去时,不育症就自然而然地出现了。精子由曲细精管通过附睾、输精管、精囊、射精管、尿道,随着射精而排出。输精管不仅是精子的通路,还有使精子成熟并获得活力的功能。如果从曲细精管到射精管之间的这一段"道路"发生梗阻,精子的排出便会受阻,进而造成不育。

输精管梗阻的原因可以分为先天性和后天性因素,而以后天性因素较为多见。先天性梗阻可以发生在睾丸至输精管的任何部位,主要包括先天性输精管缺如或闭塞、先天性附睾发育不良、附睾与睾丸不连接、先天性精囊缺如等。后天性梗阻最常见的原因是感染,其次是损伤、肿瘤。附睾炎是引起输精管道梗阻的常见炎症,治疗附睾炎以手术治疗为主,如输精管吻合术、人工精池术、输精管－附睾吻合术等。

生殖道感染易使精子活力降低

有的男性因为各种原因出现生殖道感染,致使附近组织炎性增生,造成输精管壁增厚,管腔纤维化狭窄,使精子不能输出。炎性反应又导致精子活力降低,或丧失精浆成分,进一步影响精子的质量。造成不育症的炎症主要包括附睾炎、精囊炎、前列腺炎等。

在进行消除感染的治疗时,应以无损伤性治疗为主,尽可能不用有损伤的办法,如输精管内注射药物等,除非患者有明显的症状,且口服药物无效时才使用。因为这些药物即使能消除感染,也可能引起局部精道的炎性改变,不利于生育。

男性性功能障碍能使妻子怀孕吗

男性的性功能障碍主要包括阳痿、早泄、逆行性射精或者不射精。通常早泄、持久力不足等男性性功能障碍问题,只要精子能顺利通过阴道,还是具有生育能力的。但是阳痿、勃起障碍、逆行性射精及不射精等,会影响生育。性功能障碍患者克服心理上的问题,及时去医院治疗是很有必要的。

备孕男性警惕影响生育能力的因素

影响因素	具体表现
发胶	发胶中含有化学物质磷苯二甲酸盐，会影响男性的激素水平。长期使用发胶的男性，其精子活力、数量明显低于其他人
防腐剂、美容美发用品	研究证明，防腐剂、美容美发用品等含有雌激素样作用的物质，会影响男性的性腺发育，导致男性弱精子症和睾丸癌等。备孕男性要少吃含有防腐剂的食物，如方便面、火腿肠等，多吃新鲜的食物
过多使用香水和香皂	美国科学家研究发现，香水中含有一种名为"酞酸二乙酯"的化学物质，能够损害成年男性精子的 DNA。香皂和香水以及其他一些芳香类制品中通常含有这种物质
装修材料	装修材料中的水溶性染料和其他物质中的乙二醇醚，有可能导致精液质量下降
经常抽烟、喝酒	长期吸烟、喝酒会增加精子畸形的比例，众多的研究表明，低体重儿、流产与酗酒、吸烟有关

◉ 专家在线问诊
◉ 科学备孕攻略
◉ 孕期知识百科
◉ 膳食营养指南

扫码获取

备孕男性的饮食调养方案

备孕男性的营养

精子的生存需要优质蛋白质、多种维生素、矿物质等，如果男性偏食，饮食中缺少这些营养素，精子的生成就会受到影响，可能会产生一些"劣质"的精子。因此，备孕男性要做到在每种食物都均衡摄入的前提下，多吃些富含锌、精氨酸等有利于精子生成的食物，如牡蛎、甲鱼、河鳗、墨鱼等。

备孕男性一定要吃的壮阳食物

有些食物可以提高精子质量、增加精子数量，适当食用还可以提升备孕男性的男性魅力。

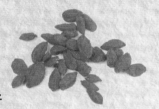

枸杞子

补肾益精、养肝明目。对肝肾阴亏、腰膝酸软、头晕目眩、遗精有一定疗效。能够帮助男性增强性功能。

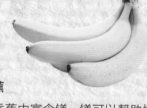

香 蕉

香蕉中富含镁，镁可以帮助增强精子的活力、提高男性的生育能力。

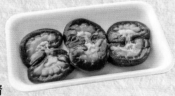

羊 肾

补肾益精。主治肾虚劳损、腰脊冷痛、足膝痿弱、耳鸣、耳聋、阳痿、滑精、尿频等。能帮助男性增强性功能，改善"性趣"不足的状况。

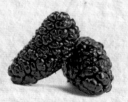

桑 葚

桑葚是桑树的果实，又叫桑果。能补肝、益肾、滋补阴液。主治肝肾阴亏引起的不适症状。

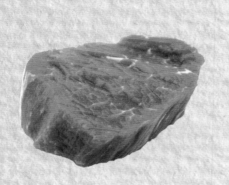

牛 肉

中医认为，牛肉有补中益气、滋养脾胃、强健筋骨的功效。牛肉中的锌含量丰富，锌不但是构成精子的重要元素，还和精子的生成过程密切相关。

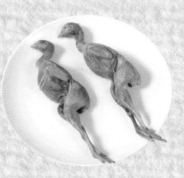

鹌 鹑

具有益中补气、强筋骨、补血填精的功效。对肾精不足引起的腰膝酸软、夜尿频多、阳痿、早泄等有一定食疗效果。

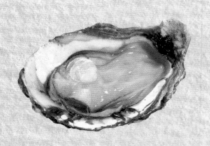

牡 蛎

牡蛎中锌的含量是目前所知的天然食物中最丰富的，是天然的补精良药。

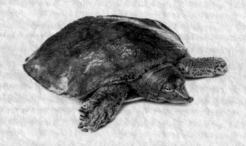

甲 鱼

有滋补强身、益气填精、滋阴养血之功效，对肝肾阴虚者特别有益。

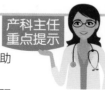

产科主任
重点提示

"起阳草"让备孕男性"雄起"

韭菜是一种常见的蔬菜，它还有一定的药用价值，除了可降低血脂外，助阳固精的作用也很突出，因此有"起阳草"之称。

医学研究证明，韭菜具有固精、助阳、补肾、暖腰膝的功能，适用于阳痿、早泄、遗精等病症，是男性之友，尤其适用于备孕男性。

孕前，这些影响男性性功能的食物要远离

孕前要远离的食物	影　响
莲子心	吃多了会降低性欲
鱼翅	鱼翅中的汞等重金属的含量较高，容易造成男性不育。人体内汞含量过高还会损害人的中枢神经及肾脏，所以备孕男性不宜食用
菱角	《食疗本草》中说："凡水中之果，此物最发冷气，人冷藏，损阳，令玉茎消衰。"

备孕男性的饮食禁忌

1 加热饭菜的时候，不要用泡沫塑料饭盒，或聚乙烯饭盒，因为在加热的过程中，饭盒中的化学物质会被释放出来，对人体产生危害，直接影响男性的身体健康和生育能力。瓷器铅含量高，用于加热饭菜时也会对人体有害，应该避免使用。应该用微波炉专用饭盒加热饭菜。

2 冰箱里的熟食一定充分加热之后再食用，否则会有大量细菌。冰箱里的制冷剂对人体也有危害，所以，不要将食物长时间放在冰箱里。

3 水果皮虽然有丰富的营养，但是有一定的农药残留，可能会对精子质量有一定影响，因此吃之前一定要清洗干净或削皮。

4 又长又直的茄子可能是使用催生激素催化而成，对精子的生长不利，备孕男性最好不要多吃。

5 蔬菜要洗净，放入清水中浸泡一段时间再下锅。带皮的蔬菜要去皮、洗净。若生吃蔬菜，除了要泡洗蔬菜外，还要用开水烫一下，这样虽然可能损失一些营养，但农药的成分会减少很多。

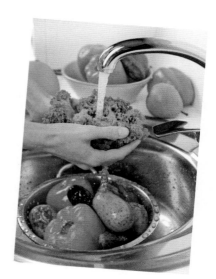

新鲜瓜果蔬菜用小苏打水浸泡10分钟，用清水冲洗干净，可去除大部分有机磷农药残留。

适度运动，提升"优育"力

剧烈运动会影响精子的产生

人在剧烈运动时，能量消耗比较大，呼吸会加深、加快，当无法满足对人体的氧气需求时，葡萄糖会在缺氧的状态下发生无氧酵解，同时产生大量乳酸等酸性代谢产物，这些酸性代谢产物会随着血液循环进入睾丸，导致氧化应激反应的产生，增加精液中的活性氧成分，当精液中的活性氧超过了精液自身的抗氧化能力之后，就会影响精子的产生。

剧烈运动后精子复原需要时间

很多男性身体健康，没有不良嗜好，就是无法生育，究其原因，竟是经常进行剧烈运动惹的"祸"。但也不必过于担心，剧烈运动会对生育能力造成影响，剧烈运动不至于导致不育症。停止剧烈运动后，再加上充足的休息和服用能提高精子活力的药物，几个月后精子活力、密度就会恢复正常。但是剧烈运动后再恢复，这中间需要花好几个月的时间，影响备孕计划，所以备孕男性不要进行剧烈运动。

备孕男性应暂时告别长时间骑车运动

长时间骑车会导致脆弱的睾丸外囊血管处于危险之中，所以应尽量避免。如果一定要长时间骑车，最好穿上有护垫的骑行短裤，并选择具有良好减震功能的自行车。

散步是备孕男性的优选运动方式

身体各项功能正常是孕育一个健康宝宝的前提。备孕男性如果想要一个强健的体魄，就必须进行体育锻炼。而散步这种运动，既不必产生花销，又可以轻松上手，是备孕男性的优选运动方式。

散步时最好快走，以微微出汗的程度为宜，这样具有加快下肢血液循环的良好运动效果。上班族可以在上下班途中适当地以步行代替交通工具，比如提前一两站下车，居住的地方和工作地点比较近的，可以走着去上班。这样既可以为忙碌的生活注入运动的活力，又可以收到意想不到的运动效果。

备孕男性这样运动最适宜

运动时间和事前准备

每天的运动时间控制在 30~45 分钟，不要太长，以不感到疲劳为准。运动时要穿上宽松的衣服，以利于散热。

选择有效果的运动

这种锻炼不会过度劳累。可以在天气好的日子里外出郊游，或者进行慢跑、游泳等舒缓的运动。适量运动的标准是运动结束后四肢不酸、人不觉得累。

运动贵在坚持

很多人没有达到预期运动效果的原因是没锻炼多久，就想休息几天。定期做一些自己喜欢的运动，如游泳、散步等，不仅能享受运动带来的乐趣，而且能够缓解压力，为下一代的健康奠定良好的基础。所以备孕男性要坚持运动，并在坚持的过程中培养兴趣，发挥潜能。

拒绝不适当的运动

一些不合适的运动要避免，如剧烈跑步、远途骑车、踢足球等。

长时间坐沙发，会损害睾丸的生精功能，不利于精子的生成吗？

产科主任医师

男性长时间坐在柔软的沙发上时，整个臀部会陷入沙发中，沙发的填充物和表面用料会包围、压迫阴囊。

当阴囊受到过久压迫时，会出现静脉回流不畅的情况，导致睾丸附近的血管受阻，淤血严重时可导致精索静脉曲张。

当精索静脉曲张时，睾丸新陈代谢产生的有害物质不能及时排出，睾丸也得不到足够的营养，分泌的睾酮就会减少。睾酮是维持男子性功能和产生精子的动力，一旦缺乏，就有导致男子性功能障碍和不育的危险。

同时，精子生成需要适宜的温度，长时间地坐在软沙发上，阴囊被包围受压，温度调节的功能失调，以致睾丸的温度上升，不利于精子的生成。

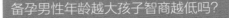

备孕男性年龄越大孩子智商越低吗？

产科主任医师

智力低下的发生率有随备孕男性年龄的增高而上升的趋势。从孩子智商方面考虑，一般来说，25～35 岁是男人的最佳育龄，因为这个年龄段的男人正值青壮年，除了有良好的身体素质外，经济、事业都趋于稳定，养育孩子的物质条件优越，心理承受能力也较强。虽说男人可终身拥有一定程度的性功能和生育能力，但从优生角度看，还是以不超过 35 岁为好。男人的精子质量 35 岁后将有所下降。因此，还是应该做好人生规划，尽早完成生儿育女这件人生大事。

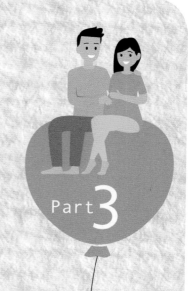

Part 3

怀孕之前6个月，
调整生活方式

创造一个良好的受孕环境

有时候外界环境因素也会对成功受孕产生不可小觑的影响。夫妻双方计划妊娠前应尽量创造一个良好的外在环境。

备孕女性远离这些工作

目前比较明确的致畸物包括一些重金属、有机溶剂、杀虫剂。但要达到一定的剂量，且长时间接触才会导致胎儿畸形。因此，建议以下行业的备孕女性，要调整工作岗位一段时间后再备孕。

1. 接触重金属的工作。
2. 接触有机溶剂，如干洗行业、制鞋厂、美甲师等工作。
3. 接触杀虫剂的工作，如农业及林业生产中的农药喷洒等工作。
4. 接触油漆的工作，如油漆工等工作。
5. 容易接触放射线的工作。
6. 容易接触到汽油、苯等的工作。

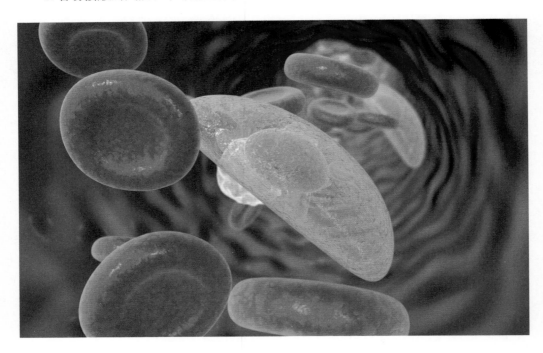

警惕药物危害

药物是治疗疾病的重要手段，但假如使用不当，可能引起不良反应，甚至还可能造成胎儿畸形。可能引起胎儿畸形的药物就是致畸药物。

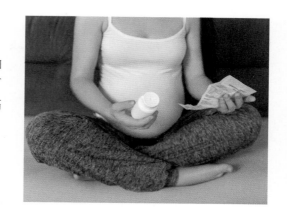

扫码获取
- 专家在线问诊
- 科学备孕攻略
- 孕期知识百科
- 膳食营养指南

受孕前　这个时期，受精卵尚未形成，用药无大影响，但可能使精子或卵子染色体畸变，造成精子、卵子异常，继而导致精子、卵子死亡。

着床前　这个时期，受精卵与母体尚未血脉相连，用药无大影响，可以适当用药。但如果能避免，尽量不用药。

胚胎期　胚胎期是胎儿器官的生长发育期，也是对药物的敏感时期，这个时期应慎重用药，因为很多药物可以通过胎盘影响胚胎发育，从而造成脊椎裂、颅骨裂、心脏畸形、四肢畸形、无脑儿等。

胎儿期　这个时期，胎儿的五官已经形成，正在继续生长，各器官进一步分化，结构逐步完善。这时用药即使很少也会造成胎儿器官畸形，且容易造成器官功能障碍。如长期服用甲喹酮可造成胎儿智力低下，其他药物可造成胎儿大脑发育不全、小脑形成不全、脑水肿、小头症等。

备孕要特别警惕的药物，见下表。

有害的药物	对胎儿的危害
四环素类药物	容易导致胎儿牙齿、骨骼发育障碍
链霉素和卡那霉素	可导致胎儿先天性耳聋、肾脏损害
氯霉素	可抑制骨髓机能
非那西汀	可导致胎儿骨骼畸形、神经系统或肾脏畸形
巴比妥类	容易影响胎儿的骨骼发育
各种激素	容易导致性别畸形

合理的室内布局能助孕

合理的居家布局，有助于身体健康，同样有助于生育。房间要保持空气流通，多开窗换气。夏天不要长时间待在空调房中。房间也不能阴暗，要有足够的阳光，避免霉菌等滋生。

床底保持干净整洁

不要放置破旧杂物或其他物品，尤其是金属利器、工具箱和玩具。

家居设计不要太夸张

以方便取物，不影响行走为宜。

客厅花草清新

不宜选择香味过于浓烈的花，否则影响食欲和嗅觉，如茉莉、水仙、木兰等；如果家中有万年青、仙人掌、五彩球等，不小心接触到其汁液会引起皮肤过敏反应，出现皮肤瘙痒、皮疹等。建议选择那些能吸收甲醛、抗辐射的植物，如虎皮兰、吊兰、绿萝等。

这些女性不应急于怀孕

患有这些疾病的女性应做好孕前咨询和疾病评估再备孕

疾病名称	疾病评估
结核病	如果女性有结核病，容易发生不育、流产、早产等情况，结核病也可能会传染给胎儿，且由于怀孕期间免疫力下降，也可导致肺结核恶化
心脏病	如果患有心脏病，怀孕期间心血管负担加重，易引起孕妈妈心功能减退，甚至出现心力衰竭症状，造成流产、早产等
糖尿病	应确定糖尿病的严重程度，如果比较严重，孕妈妈易并发妊娠期高血压疾病、羊水过多等症或出现流产、早产、生出巨大儿、畸形儿等情况，不宜怀孕
肝脏病	孕妈妈本身若患有肝脏疾病，加之妊娠期肝脏负担加重，易引起肝功能异常
高血压	高血压患者如怀孕，易发妊娠中毒症，甚至会发展成重症。要在经过系统治疗后，血压指数正常或接近正常，并听取医生意见后再考虑怀孕
肾脏病	患肾脏病的女性，肾功能正常时可以怀孕，当然，妊娠时会有蛋白尿增多的现象，有些人肾脏病会恶化

长期服药的女性不应急于怀孕

有的疾病，需要长期服用某种药物，如激素、抗生素、止吐药、抗癫痫药、抗精神病药物等，这些药物会不同程度地对生殖细胞产生影响。

卵子从初期的卵细胞发育为成熟卵子约需 3 个月，在这段时间内，卵子容易受到药物的影响。因此，长期服药者不要急于怀孕。

如有用药史，备孕需咨询医生

产科主任重点提示

各种药物的作用、在人体内储存的时间以及对卵细胞的影响各不相同，不可一概而论。因此长期服药的女性计划怀孕，应及时去医院就诊，请医生指导后，再确定怀孕的时间。

有些情况要避孕，
避孕误区要躲开

有些特殊情况，需要避孕，比如夫妻双方有一方有结核，建议暂时避孕。避孕药因为方便、可靠，被很多女性接受。虽然根据最新研究表明，短期服用短效避孕药的女性可在停药当月怀孕，但是服用长效口服避孕药的女性则最好在停药3~6个月后再怀孕，因为避孕药有抑制排卵的作用，并会干扰子宫内膜生长发育。还有很多女性采用的是功能节育器避孕，则要提前3个月将节育器取出。备孕这段时间，建议使用安全套避孕。

以下几种避孕的误区，需要注意。

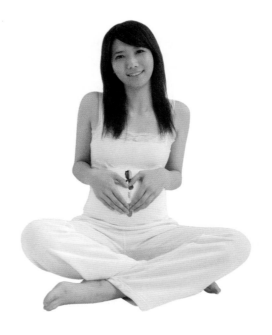

误区 1	体外射精这种避孕方式并不靠谱，因为男性在性兴奋时或是排精之前，可能会有精液流出，而精液中可能含有少量精子，会导致怀孕。实践也证明，体外射精是很容易失败的一种避孕措施。
靠体外射精、安全期进行避孕	有的女性担心吃药避孕会产生不良反应，因此靠计算安全期来进行避孕。事实上，因为女性的健康状况、情绪波动、环境变化等因素都可能影响排卵，排卵日会提前或错后几天，而男性的精子在女性体内最长可存活5天，因此安全期未必是安全的。

误区 2	服用紧急避孕药是很多年轻人采用的一种紧急避孕方式。但紧急避孕药并不能作为常规避孕方法。紧急避孕药的有效性有限，仅为 74%~85%，并且有较高的意外妊娠风险。经常服用紧急避孕药对身体的危害较大，比如会产生恶心、呕吐、头痛、头晕等不适，还容易引起月经不调。服用紧急避孕药一年不宜超过三次。
事前不预防，事后忙吃紧急避孕药	

误区 3	因为短效口服避孕药含有激素成分，因此一些女性认为其对人体健康会有负面影响，比如会诱发妇科肿瘤、催大子宫肌瘤、导致肥胖、影响以后生小孩等，从而不愿意使用。其实该药由雌激素、孕激素配制而成，具有多重防护机制，层层防护确保精子和卵子不再相遇。如果正确使用，避孕有效性可达 99% 以上。可以说，短效口服避孕药是目前有效性很高且适合育龄人群使用的常规避孕方式。
短效避孕药会致癌，所以不能吃	

科学避孕，给自己一个宽裕的准备期

产科主任
重点提示

　　目前避孕的方法很多且它们各有特点，因此女性在选择避孕方法时，既要考虑到方便，更要考虑到效果，还要根据个人的情况，特别是女方的健康情况和所处时期的特点，正确地选择适合自己的避孕方法。

　　新婚夫妻如果 5 年之内不想生孩子，建议选择宫内节育环。如果只是较短时期之内不想要孩子，半年到一年以后便有怀孕准备的夫妻，建议选用口服避孕药。如果不想吃药，也不想用宫内节育环，可以选择避孕套。哺乳期女性适合宫内节育环或者使用避孕套。流产后恢复期的女性短时间内最好不要进行性生活。如果术后子宫收缩比较好，可同步放入宫内节育环，以进行长效避孕。更年期的女性可以选择避孕栓或者宫内节育环。其中已经放入宫内节育环的女性在更年期出现月经紊乱时也不要急于取出，待绝经半年到一年后再取出。

远离压力，"好孕"来敲门

心理压力大，紧张焦虑影响受孕

很多女性在备孕阶段担忧怀不上，或因接连几次受孕失败而心理压力过大，紧张焦虑。其实，结果往往会适得其反。压力过大或者太过紧张都会影响激素的分泌，从而影响排卵、受孕。因此，备孕夫妻应放松心情，等待"好孕"到来。可选择健身、旅行等方式缓解压力，调节心情。同时，也应多掌握一些关于怀孕的生理知识，不要因为不懂而乱了阵脚。

压力过大可能发生假性怀孕

有些女性婚后急于要孩子，备孕很长时间也没成功，加之长辈殷切关注，内心越发渴望能怀孕。每天朝思暮想，最终导致下丘脑及脑垂体的功能紊乱，月经停闭。

闭经后，在体内性激素影响下，小腹的脂肪会产生堆积，在强烈渴望怀孕的心理因素作用下，便认为是怀孕了，接着身体还会相继出现挑食和呕吐等怀孕反应。甚至有的女性模拟怀孕的心理作用，体内雌激素和雄激素发生比例失调，会奇妙地感觉到新生命的气息，甚至能感觉到胎动。其实，这纯粹是心理压力过大在作怪。

备孕夫妻不能仅凭月经停闭就判断是怀孕，有时突发停经也可能是妇科疾病造成的。因此要去医院做一次检查，才能确定是否怀孕。

主动缓解心理压力

主动减压

过度关注备孕而产生的焦虑、紧张等情绪会影响激素的分泌，扰乱排卵周期，从而影响受孕。而这些又会反过来造成更大的压力，产生恶性循环。因此备孕女性应主动减压，避免压力过大，得不偿失。

腹式呼吸配合冥想

反复进行深呼吸有助于消除紧张、放松身体。当感觉有压力时，轻轻闭上双眼，用鼻子深深地吸气，再慢慢地从嘴里呼气，同时进行冥想。冥想时要坚信自己能静下心来，效果会更佳。

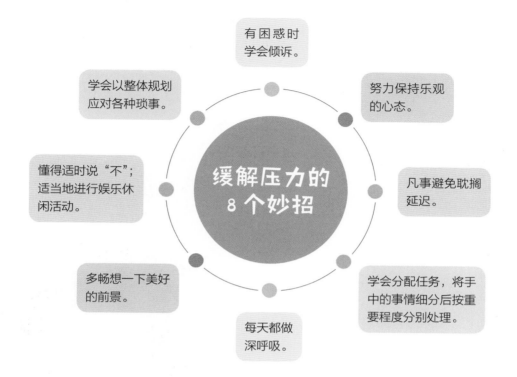

有困惑时
学会倾诉。

学会以整体规划
应对各种琐事。

努力保持乐观
的心态。

懂得适时说"不";
适当地进行娱乐休
闲活动。

缓解压力的
8 个妙招

凡事避免耽搁
延迟。

多畅想一下美好
的前景。

学会分配任务,将手
中的事情细分后按重
要程度分别处理。

每天都做
深呼吸。

别把怀孕当成唯一的"正事儿"

越来越多的女性认识到,压力、生活不规律、生活节奏太快会影响受孕,因此一些经济条件比较稳定的家庭,会让妻子找个闲职或者干脆辞职,专门在家等着造人。但是调查结果显示,这种女性往往更容易产生备孕期心理焦虑。

备孕期的女性不要把怀孕的事情看得太重,切忌把怀孕当作唯一的"正事儿"。为了迎接宝宝的到来,可以适当减少出差、加班、放弃更有诱惑力的工作机会,但是不要没有自己的生活。

备孕的职业女性可以坚持正常上班,少加班、出差;不要过于放任自己,即使换了清闲的工作,也要认真完成;根据自己的兴趣爱好,合理安排自己的业余生活。即使辞职在家坐等造人,也不是说没有"正事儿"可做了,每天的饮食起居更要安排好,也可以把养生保健作为自己的"正事儿",做些修身养性的事情,比如读书、健身、欣赏音乐会等。

为健康受孕，
纠正不良的生活方式

可能不利于受孕的性生活习惯

性生活后立即排尿 ✗

已婚女性发生尿路感染的风险是同龄未婚女性的两倍以上。有的已婚女性会在性生活后立即排尿，让尿液发挥其冲洗尿道的作用，减少细菌的滋生，这是一个很好的习惯，有利于减少尿路感染的风险。但是对于备孕女性来说，这种方法就不适合了，因为性生活后立即排尿，会让精液迅速流出，不利于怀孕。

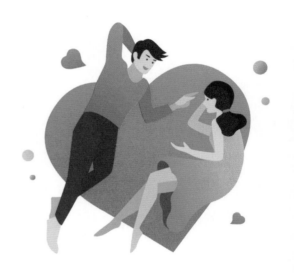

和谐的性生活体位 ✗

由于立式体位和坐式体位能很好地刺激女性阴蒂，容易让女性达到性高潮，有利于夫妻间的性和谐。但是这两种体位都不利于受孕。

经期性生活 ✗

年轻夫妻一般需求旺盛，有时甚至不能控制感情冲动，发生经期性生活。殊不知这样可能会损害女性的健康。

关于经期到底能不能进行性生活，目前医学上没有明确的规定，只是如果女性本身患有炎症或者性生活时不注意卫生，有可能加重病情，或患上一些妇科疾病，不利于受孕，严重的还会引起不孕。因此不建议经期进行性生活，备孕夫妻更应避免经期性生活。

为子宫防寒，保护受孕能力

子宫喜暖而恶寒，因此女性下半身着凉时易导致宫寒，主要表现为手脚冰凉、痛经。同时，宫寒还会导致月经不调、白带异常、阴道内环境发生变化等情况，从而引发阴道炎、盆腔炎以及子宫内膜异位症等病，进而引发不孕。

备孕的女性尤其要注意"暖宫"，在日常生活中注意一些细节，如寒冷时注意保暖；夏天不要喝过多冷饮；经期注意保暖；避免用冷水洗澡；注意保护肚脐、脚心不受凉等。女性月经期间身体更脆弱，千万不要吃冷饮，夏季夜间睡觉时也要盖上肚子，以免子宫受寒。

掌握正确的私处清洗方法，不必使用洗液

有的女性听信了妇科洗液的广告，认为使用洗液清洗私处就可"洗洗更健康"，但医学调查结果却恰恰相反。有研究表明，使用阴道洗液的女性比不使用阴道洗液的女性盆腔感染危险率高了73%，这是由于洗液的频繁使用，破坏了阴道菌群平衡，病原体乘虚侵入，沿宫颈上行至子宫和输卵管，引发盆腔感染。如果正备孕的你，也有着使用阴道洗液的习惯，不妨从现在开始做到以下几点。

1.健康女性每天清洗私密处一次即可。同房前可清洗私密处，但事后没有必要再次清洗，因为在亲密过程中，女性阴道自身会分泌一种杀菌物质。

2.直接用清水冲洗即可，不必使用药物和阴道洗液，更不应进行阴道灌洗。

3.最好用温水淋浴，如无淋浴条件用盆洗时，必须专盆专用。

4.清洗的顺序是先清洗双手，然后从前向后清洗外阴、大小阴唇等，最后清洗肛周。

警惕熬夜导致不孕不育

长期熬夜会导致内分泌系统功能紊乱、免疫力下降、男性性功能与生精造精功能下降、女性卵巢早衰等，严重的还会导致不孕不育。

对于年轻的上班族来说，如果身体检查正常，就可以先不用吃药，先从改善生活习惯做起，一般都能怀上，如果怀不上，再进行药物干预。

排除铅隐患，胎宝宝更健康

血铅会危害胎宝宝

铅中毒是危害儿童智力和神经发育的"第一杀手"，孕妈妈体内如果血铅超标，由于胎盘对血液中的铅没有屏障作用，有90%的铅会通过胎盘传输给胎宝宝，会导致胎宝宝出现先天性铅中毒，如先天性神经损伤，对听觉、视觉的功能也有很大损害，甚至还可能引发早产、胎死腹中等。

为宝宝排除血铅隐患

血铅是指血液中铅元素的含量，铅对人体是有害的，人体血铅过高会危害健康，还可能引起群体性中毒。因此备孕夫妻有从事建筑装修、彩绘玻璃等要接触铅的工作，或是饮食上过多接触铅的，最好在怀孕之前去医院做一次血铅检查。

如果血铅浓度超标，要先排铅，直至血铅浓度降至安全范围内，再进行受孕。如果女性在怀孕后才发现自己血铅超标，此时进行干预性驱铅治疗，肯定对腹中胎儿不利，因此孕前是查血铅、排血铅的最佳时机。

日常生活如何排铅

铅在体内的含量具有日益增多的积累性，而目前将其完全排出体外的药物几乎没有，因此，备孕女性要在日常生活中注意排铅，可以试试下面的6种方法。

1. 多食能促进排铅的食物，如猕猴桃、胡萝卜、虾皮、牛奶、木耳、绿豆、大蒜、绿茶、动物肝脏等。

2. 少吃或不吃高铅食物，如松花蛋、爆米花、彩色糖果、劣质罐头和饮料等。

3. 蔬菜和水果食用前要洗净，能去皮的尽量去皮，减少残留农药中的铅。

4. 注意卫生，勤剪指甲，多洗手，饭前换掉工作服。

5. 少用护肤品，尤其是美白类的化妆品。

6. 最好不要去空气污染严重的公共场所，特别不要在交通拥挤的地方和工业生产区逗留。

超重的备孕女性恢复正常体重，有利于备孕

准备怀孕前要做孕前检查、治疗牙病等，但也不要忽视自己的体重，体重严重超标或者过于消瘦，往往是造成不孕的重要原因。

看看自己是否超重

BMI（身体质量指数）＝体重（千克）÷身高（米）^{2}

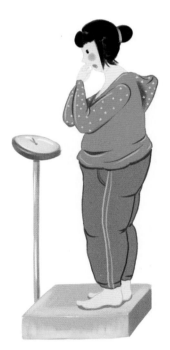

等　级	BMI 值
体重过轻	BMI＜18.5
健康体重	18.5≤BMI＜24
超重	24≤BMI＜28
肥胖	BMI≥28

注：参考中国卫生健康委员会标准。

简易减肥营养餐

> ### 早　餐
>
> 早上刚起床时，空腹喝一杯温水，唤醒肠胃，有利于缓解便秘。早上不宜吃太油腻的东西，喝一碗小米粥或者吃一些面包加牛奶即可。

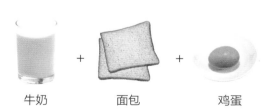

牛奶　　　＋　　　面包　　　＋　　　鸡蛋

午 餐

午餐在三餐中有承上启下的作用，但不宜暴饮暴食。人体必需的蛋白质，在中午可以加以补充，适当吃一些瘦肉类，鱼、虾、牛肉和鸡肉等都是不错的选择，食用时要搭配一些蔬菜。

 + +

金针菇蒸   海米炒黄瓜   米饭
鸡腿

晚 餐

晚餐尽量少吃。可以喝一碗小米粥搭配薯类、蔬菜。因为一天的工作已经结束，身体不再需要提供太多热量去消耗使用，所以尽量不给身体提供多余的热量以达到减肥的效果。

 + +

小米粥   酸爽魔芋   鸡汁芽白

肥胖备孕女性必知的减肥食物清单

对减重有效的食物	生的食物	生蔬菜、水果、蔬菜汁、生鱼片等
	酸味食物	醋拌菜、酸梅、带皮柠檬、橘子等
	其他食物	荞麦、海藻类、南瓜、牛蒡、木耳等
少吃的食物	油腻食物	油炸类、炒菜、肥肉、奶油等
尽量避免吃的食物	甜食	砂糖、点心类
	烤焦的食物	烤焦的吐司、锅巴、烤鱼、烤肉等
	其他食物	火腿、香肠等

有效减重瘦身操

下面的方法很简单，经验证，其瘦身效果比较明显，只要你能坚持，肥胖的烦恼就会一点点消失。

仰卧起坐

在做的过程中，动作要缓，不要用猛力，次数可循序渐进。看似简单的一个动作，对于消除腰部和腹部脂肪特别有效。

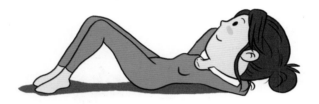

1 身体平躺在床上，腿并拢，双膝稍弯，双手抱头并吸气。

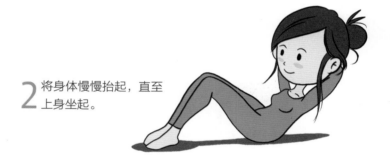

2 将身体慢慢抬起，直至上身坐起。

3 将身体慢慢放平，反复做 20 次。

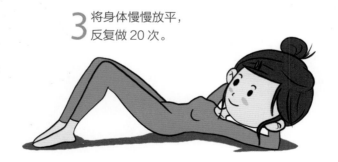

抬腿运动

此动作能够提臀，使腰部变得结实，下腹部和胃部赘肉明显减少。

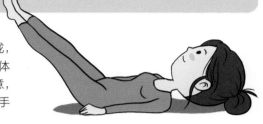

1 仰卧在床上，两腿并拢，慢慢抬起，抬到与身体呈90度时慢慢放下。注意，膝盖不能够弯曲，肩膀和手臂也不能用力。

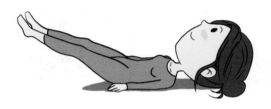

2 在脚离床40厘米左右的位置停下来，保持1分钟，反复做10次。

盘腿运动

这两个动作会让腿部和背部都得到锻炼，并有助于减少脂肪堆积。

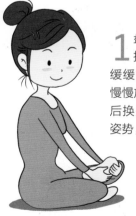

1 盘腿坐在床上，双手抱住处于上方的脚，缓缓抬起到最高点，然后慢慢放下来。反复3~5次后换另一只脚在上的盘坐姿势，重复同样的动作。

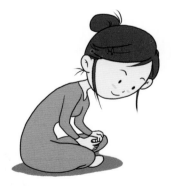

2 双腿盘坐，双手中指相对，置于膝上。上身缓缓向下弯曲，下颌尽量去贴近双手，然后起身坐直身体。反复20次左右。

过瘦的备孕女性，
应适当增重

偏瘦女性健康备孕须知

在这个以瘦为美的时代，催生了许多骨感美人。但到了生育年龄，这些备孕女性又开始担心，害怕自己太瘦而影响孕育计划，怕自己的小细腰、小细腿承受不了日益长大的肚子。其实，只要注意以下3点，偏瘦女性也能成功怀孕。

在医生的指导下补充营养

太瘦，体内的营养素容易缺乏，所以孕前最好在医生的指导下补充营养，平时要注意多选择一些营养密度高的食物。

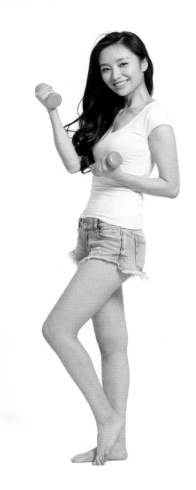

规律作息

偏瘦的女性一般体质较弱，备孕阶段一定要重新规划生活。不要再加班熬夜，也不要焦虑不安，保持乐观的心态，这样才能提高受孕概率。

坚持运动

适当的运动有助于调整身体状态，不仅能增强体质，还能使身体器官做好迎接十月怀胎的准备。慢跑、游泳等是比较好的运动方式。

偏瘦女性健康增重策略

1 如果家里人大多身材偏瘦，说明可能有不易长胖的遗传基因，属于遗传性瘦体型。只要平时精力充沛、身体健康，不用刻意增重。当然，如果想让自己变得壮一些，可以去健身房做增肌运动，同时额外增加蛋白质和热量的供应量，让肌肉变得更发达，也能更好地担负孕期变重的身体。

2 对于饮食正常但是从小骨骼纤细、肌肉薄弱、体力差的女性来说，应以增肌为主要目标进行增重。日常运动可以考虑健身操、哑铃操、游泳等。饮食方面在保证优质蛋白质供应的前提下适当增加主食，也就是淀粉类食物，比如每餐多吃几口馒头、一片面包、几块土豆等。两餐间加点坚果类或干果类零食，运动后趁着食欲大开，增加蛋白质丰富的鱼肉、畜肉、蛋类食物，晚上再加一餐夜宵，建议选择酸奶、瘦肉粥、鸡蛋汤面等容易消化的食物。

3 有一类女性是因为自身消化吸收不良导致的瘦弱，建议先去医院检查，找出问题根源，改善消化吸收功能。平时饮食要规律、细嚼慢咽，少食生冷、粗硬、油腻的食物。消化不良的瘦弱女性，正餐应供应足够的淀粉类食物，不能因为消化弱而只喝粥，这样干物质太少，热量不足，自然无法增重。两餐之间应增加一些容易消化的食物当加餐和夜宵，如牛奶、酸奶、五谷糊等。肉类、蔬菜类食物要烹调得软一些，不要因为害怕损失维生素而不敢烹软。吃不进去、消化不良的情况下，一味追求维生素保存率是没有意义的。如果有胃下垂，建议用餐的时候不要喝过多粥汤和茶水，少食多餐，尽量减轻胃部的负担。消化不良的瘦弱者宜做一些温和轻松的运动，如散步、快走、慢跑、跳广播操等，别让自己过于疲劳。低强度的运动可以放松心情，改善消化吸收功能。

4 如果是因为疲劳、工作压力导致的瘦弱，首先要放松心情，心情放松了，睡眠改善了，食欲和消化自然就能变好。同时要三餐均衡，不能饱一顿饥一顿，要注意优质蛋白质、铁、钙的补充。

产科主任重点提示

短期体重明显下降的女性需要去医院检查

如果备孕女性短期内体重明显降低，建议去医院做个身体检查。有些人会因为甲状腺功能亢进而突然消瘦，也有的人是因为某些消化系统疾病，因此，应当去医院做相关检查，以便采取相应的措施，遵医嘱用药，能更快地改善状态。

孕前必须做一次全面检查

孕前检查是给孩子的健康保障

部分女性孕前月经很正常，平时身体也无明显异常，但怀孕后却出现了胚胎停育的情况。从医学上讲，有很多疾病的症状是不明显的，但在怀孕后可能会影响胚胎的生长发育。比如弓形虫、风疹病毒等病毒感染会引起胚胎畸形。因此，备孕夫妻孕前一定要做检查。健康的宝宝需要夫妻双方共同努力，我们的目标不只是怀上，更是做到母胎健康。

有一部分备孕夫妻因为不了解孕前检查的重要性或嫌麻烦，或者错过检查的时间等原因而没有进行孕前检查，没有确定身体状况是否适合怀孕，宝宝就悄然来临。这时也不要过分担心，因为从怀孕到分娩，孕妈妈还要做大大小小的各种产检，到时千万不要再错过了。

婚前检查不能替代建档检查

婚前检查是指结婚前，对男女双方进行的常规体格检查和生殖器官检查。需要注意的是，不能以为婚前检查过关，在孕妈妈建档时就不用做检查了。

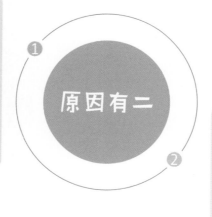

建档时的检查基本上可以涵盖婚前检查的内容，如体格检查、妇科生殖器官检查、慢性疾病检查等。但血液、染色体等可以排除女性病毒感染、男性染色体平衡异位的检查项目，婚前检查中是没有的。

原因有二

①

② 很多新婚夫妇由于各种原因，婚后并没有马上要小孩。夫妻俩在婚检时一切正常，但到备孕时往往已间隔了一段时间，此时，夫妻俩的身体状况已发生了变化。因此，建档时的检查必不可少。

备孕女性孕前常规检查

检查项目	检查内容	检查目的	检查方法	检查时间
身高体重	测出具体数值，评判体重是否达标	如果体重超标，最好先减肥，调整到正常范围	用秤、标尺来测量	怀孕之前 1 个月
血压	血压的正常数值：收缩压 <140mmHg；舒张压 <90mmHg	判断是否患有高血压，因为怀孕易使高血压患者血压更高，甚至引起妊娠期子痫，威胁孕妈妈的生命安全	血压计测量	怀孕之前 3 个月
血常规、血型	白细胞、红细胞、血红蛋白、血小板、ABO 血型、Rh 血型等	判断是否患有贫血、感染等，也可预测是否会发生血型不合	静脉抽血	怀孕之前 3 个月
尿常规	浊度、尿色、尿比重、酸碱度、白细胞、亚硝酸盐、尿蛋白、葡萄糖、酮体、尿胆原、尿胆红素、红细胞等	有助于肾脏疾病的早期诊断，有肾脏疾病的女性需要治愈后再怀孕	尿液检查	怀孕之前 3 个月
生殖系统	通过白带常规筛查滴虫、真菌感染等炎症疾病以及淋病、梅毒等性传播疾病，通过 B 超等检查了解有无子宫肌瘤、卵巢囊肿、宫颈病变等	如患有性传播疾病、卵巢肿瘤及影响受孕的子宫肌瘤，需先彻底治疗再怀孕	阴道分泌物、宫颈涂片及 B 超检查	怀孕之前 3 个月
血液生化检查	包含肝肾功能、血脂等	判断肝肾功能是否正常，肝肾有疾病的女性怀孕后可能会加重病情，导致早产	静脉抽血	怀孕之前 3 个月

备孕女性孕前特殊项目检查

检查项目	检查目的
乙肝病毒抗原抗体检测	乙肝病毒可以通过胎盘引起宫内感染或者通过产道引起感染，会导致宝宝成为乙肝病毒携带者，做此项检测可让备孕女性提早知道自己是否携带乙肝病毒
糖尿病检测	备孕女性怀孕后会加重胰岛的负担，可能会出现严重并发症，因此备孕女性要做空腹血糖检测，必要时还须进行葡萄糖耐量试验等检查
遗传疾病检测	为避免下一代有遗传疾病，备孕夫妻有一方有遗传病史要进行相关检测
Rh 血型检查	当备孕女性有不明原因流产史或二孩妈妈的血型为 Rh 阴性，丈夫血型为 Rh 阳性，应该检测有无抗体生成
优生五项检查	检查备孕女性是否感染弓形虫、风疹病毒、巨细胞病毒、单纯疱疹病毒以及其他病毒，备孕女性一旦感染这些病毒，极易引发流产、死胎、胎儿畸形、先天智力低下、神经性耳聋等
染色体检查	检查备孕女性是否患有克氏征、特纳氏综合征等遗传疾病及不孕症

备孕男性检查项目

检查项目	检查目的
血常规检查	有无病毒感染、白血病、败血症、贫血等
血糖检查	是否患有糖尿病
血脂检查	是否患有高脂血症
肝脏相关检查	肝功能是否受损，是否有急（慢）性肝炎、肝癌等肝脏疾病
肾脏相关检查	肾脏是否受损、是否有急（慢）性肾炎、尿毒症等疾病

检查项目	检查目的
内分泌激素检查 （男科疾病者进行检查）	体内性激素水平
精液检查 （男科疾病者进行检查）	了解精子是否有活力或者是否少精、弱精。如果有少精、弱精，则要注意补充营养，并戒除不良生活习惯，如抽烟、酗酒、穿过紧的内裤等
泌尿生殖系统检查	是否有隐睾、睾丸外伤、睾丸疼痛肿胀、鞘膜积液、斜疝、尿道流脓，是否有泌尿生殖系统手术史，综合评价对下一代的健康影响
传染病筛查	如果未进行体格检查或婚检，那么梅毒、艾滋病等传染病筛查也是很有必要的
全身体格检查	全身检查及生育能力评估

孕前检查别忘了口腔

检查项目	检查目的
牙周病	孕期牙周病越严重，发生早产和新生儿低体重的概率越大。怀孕前应消除炎症，去除牙菌斑、牙结石等局部刺激因素
龋齿	怀孕会加重龋齿的症状，孕前未填充龋洞可能会发展至深龋或急性牙髓炎，剧痛会令人夜不能寐。而且孕妈妈有蛀牙，宝宝患蛀牙的可能性也很大
阻生智齿	无法萌出的智齿上如果牙菌斑堆积，四周的牙龈就会发炎肿胀，随时会导致冠周炎发作，甚至会出现海绵窦静脉炎，影响孕期健康
残根、残冠	如果孕前有残根、残冠而未及时处理，孕期就容易发炎，出现牙龈肿痛。应及早治疗残根、残冠，或拔牙、补牙，以避免孕期发炎引起疼痛

高龄女性应做卵巢功能检测

女性过了最佳生育年龄段后，卵巢功能开始衰退，会出现排卵障碍，影响正常的受孕和生育。同时，雌激素、孕激素也会减少，不足以维持良好的子宫内膜环境，使受精卵难以着床。因此，高龄女性孕前检查除了应进行前述备孕女性孕前常规检查及特殊项目检查外，还应做好卵巢功能检测。

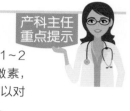

卵巢功能检测一般是检测来月经 1~2 天内分泌的生殖激素，通过查这些激素可以对卵巢功能做出评定。

备二孩妈妈要做的特殊监控

子宫问题的监控

女性备孕二孩前一定要注意子宫检查，只有子宫健康才适合怀孕。尤其大宝是剖宫产的备二孩妈妈，二孩在孕 33 周以后，每周至少去医院产检一次，注意之前剖宫产的切口及胎宝宝的发育情况。

身体功能的监控

相对于年轻孕妈妈，高龄孕妈妈患妊娠期高血压疾病和妊娠糖尿病的概率更大一些，因此要对身体功能进行严密监控，防止妊娠期高血压疾病和妊娠糖尿病对孕育二孩带来的危害。

提前咨询孕前检查挂什么科

一般只要去医院的导医台咨询一下，就可以知道挂哪一科了。有些医院还专门设立孕前检查专科门诊，专门提供孕前检查服务。也有些医院会把孕前检查设在内科，而有的医院会把孕前检查设在妇科（男科）或计划生育科。不同的医院有不同的规定，最好先到医院导医台进行详细询问再排队挂号，以免浪费精力，耽误检查时间。

特别重要的优生五项（TORCH）检查

　　鉴于有些病原体会对女性和胎儿造成伤害，所以优生专家倡议女性在怀孕前做一个病毒抗体检查，也就是所谓的优生五项检查。

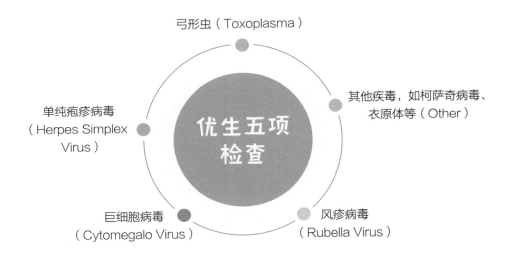

弓形虫（Toxoplasma）

其他疾毒，如柯萨奇病毒、衣原体等（Other）

单纯疱疹病毒（Herpes Simplex Virus）

优生五项检查

巨细胞病毒（Cytomegalo Virus）

风疹病毒（Rubella Virus）

　　把这5种病原体的英文名称的首字母组合起来，就是TORCH。

　　之所以需要特别检查TORCH这几种病毒，是因为母体感染这几种病原体后，不会表现出特别的症状。一旦怀孕，这些潜伏的病毒对胎儿有极大的危害：孕早期，容易造成流产和胎停育；孕晚期，容易导致流产或胎儿先天缺陷及发育异常。

　　TORCH检查之所以被称为"优生五项"，说明该检查与胎儿的优劣有密切关系，因此该项检查应当安排在孕前进行。若在孕前查出问题，可以有充分的时间调整。如果怀孕后查出问题，会使自己、家人及医生处于左右为难的境地。

TORCH病毒感染对胎儿的危害

- 弓形虫会引起胎儿脑内钙化、小脑积水。
- 柯萨奇病毒可致胎儿宫内感染和畸形。
- 衣原体感染可导致早产、围产儿死亡、婴儿猝死综合征。
- 风疹病毒会引起胎儿白内障、心脏畸形。
- 巨细胞病毒会引起胎儿小头畸形、脑内钙化。
- 单纯疱疹病毒会引起胎儿角膜结膜炎、皮肤水疱。

　　这些感染中，以风疹病毒感染最常见且危害最大。

孕前进行遗传学咨询，
有助于优生

孕前为什么要进行遗传学咨询

　　虽然现在畸形儿的出生率比较低，但每对夫妻都有生畸形儿的可能。备孕女性应事先做好遗传学咨询，了解生畸形儿的可能性有多大。如果女方年龄超过 35 岁，夫妻一方有遗传病，女方有 2 次或 2 次以上自然流产史或致畸药物接触史，进行遗传学咨询则尤为重要。

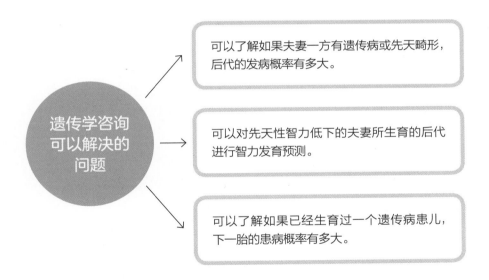

遗传学咨询可以解决的问题

可以了解如果夫妻一方有遗传病或先天畸形，后代的发病概率有多大。

可以对先天性智力低下的夫妻所生育的后代进行智力发育预测。

可以了解如果已经生育过一个遗传病患儿，下一胎的患病概率有多大。

遗传学咨询应在什么时候做

婚前检查咨询

　　进行遗传学咨询，宜早不宜迟。知道自己的家族中有遗传病史，应在婚前检查中如实告诉医生并进行咨询，以便通过对双方染色体的检查来判断婚后是否会生畸形儿。

孕前咨询

夫妻双方中一方有遗传病家族史或已生过一个先天性畸形儿的，应在准备怀孕前去咨询。有的遗传病与环境、季节有关系，医生会对何时怀孕较有利提出具体意见；有些遗传病要在孕前做必要的治疗，有利于优生优育。

孕早期及时咨询

怀孕后应在 1~2 个月时去咨询，最晚不要超过 3 个月。孕早期咨询，医生可以通过询问病史，做必要的检查来判断胎儿是否正常。如果正常，仍需要继续观察胎儿发育情况；如果异常，早期流产手术对孕妈妈身体的影响会小些。

这些夫妻必须进行遗传学咨询

夫妻类型	原因分析
35 岁以上的高龄孕妇	年龄越大，卵子越老化，发生染色体错位的概率就越高，生育出染色体异常患儿的可能性也就会相应增加
夫妻一方为平衡易位染色体携带者	如果通过染色体检查，查出夫妻一方是平衡易位染色体携带者时，可以考虑在妊娠后进行产前遗传学诊断，防止患病儿出生
有习惯性流产史的女性	有习惯性流产史的女性体内染色体异常的概率比一般人高出几倍，如果女性有连续流产史，胎儿就会从亲代那里继承缺陷基因，患遗传病的可能性大大增加
已生育过先天愚型和常染色体隐性遗传病患儿的女性	已生育过先天愚型患儿的女性，其下一胎患先天愚型的概率增加。已经生育过一个常染色体隐性遗传病患儿如白化病、先天性聋哑、侏儒症等的女性，下一胎患病的概率为 25%
女性为连锁疾病（如血友病）患者	生出的男宝宝全部是该病的患者，女宝宝则是该病基因的携带者
夫妻一方经常接触放射线或化学药剂	放射线和化学药剂对优生的影响较大，从事这一行业的夫妻应向专家具体咨询

伴性遗传病是什么

伴性遗传病就是伴随性染色体（X 染色体或 Y 染色体）的遗传病，是与性别有关的遗传性疾病。目前人类共有 190 多种伴性隐性遗传疾病，如白化病、色盲、肾源性尿崩症等；有 10 多种伴性显性遗传疾病，如佝偻病、遗传性慢性肾炎等。

选择胎儿性别，预防 X 伴性显性遗传病

一些性状或遗传病的基因位于 X 染色体上，其性质是显性的，这种遗传方式称为 X 伴性显性遗传，这种疾病称为 X 伴性显性遗传病。

X 伴性显性遗传病发病存在性别差异，虽然不管男女，只要存在致病基因就会发病，但因显性致病基因在 X 染色体上，女性有两条 X 染色体，故女性的发病率高于男性。

因此，从优生优育的角度，除了常染色体显性遗传病产前检查外，还应做性别鉴定（超声波检查、性染色体检查等），选择胎儿性别，可预防遗传病发生。

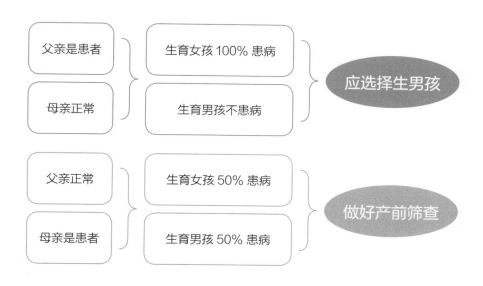

选择胎儿性别，预防 X 伴性隐性遗传病

X 伴性隐性遗传病是由位于 X 染色体上的隐性致病基因引起的。X 伴性隐性遗传病发病存在明显的性别差异。

携带者表现正常，外表看不出来，因此在 X 伴性隐性遗传病家庭出生的女孩，待结婚后须接受产前检查，根据产前检查结果选择性别生育。

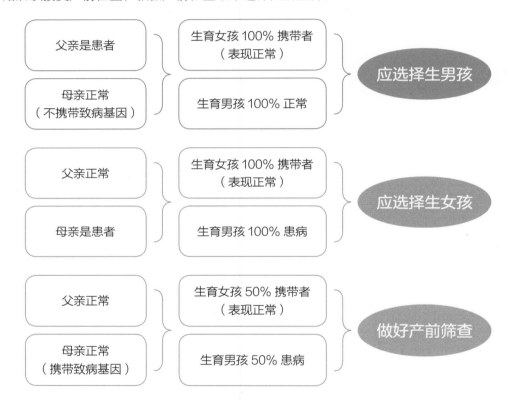

选择胎儿性别，预防 Y 伴性遗传病

这类遗传病的致病基因位于 Y 染色体上，X 染色体上没有与之相对应的基因，所以这些基因只能随 Y 染色体传递，由父传子，子传孙，如此世代相传。因此，被称为"全男性遗传"。

到目前为止，仅发现 10 余种 Y 伴性遗传病，这主要是因为 Y 染色体很小，其上的基因有限的缘故。这类遗传病没有显性、隐性的区别，只要 Y 染色体上有致病基因的男子，就会发病。因此，可以经由产前检查，生育女宝宝为好。

备二孩，
别忽略对大宝的心理疏导

大宝高兴赞同，是不是大人就可以放心了

有的父母在考虑生二孩前会试探性地问大宝的意见，对于即将到来的弟弟或妹妹，很多大宝往往会表现出高兴或赞同，于是父母便卸下了心理负担。但很多孩子的妒忌心都是很强的，尤其是对于自己重要的人或物，非常害怕被别人占去。因此，当父母因为二孩的诞生而无意间忽略了大宝时，大宝就会产生爸爸妈妈被弟弟或妹妹抢走的心理，进而激动和气愤。其实这种激动和气愤更多的是委屈和害怕。所以，即使大宝表现出高兴或赞同，父母也不可掉以轻心。

大宝无所谓，是真的无所谓吗

很多大宝对父母再要一个孩子的问题表现出无所谓。是真的无所谓吗？其实是大宝没有认真考虑过弟弟或妹妹出现后对自己的影响。父母必须考虑清楚，当二孩来临后可能与大宝发生什么矛盾，以大宝的性格会产生怎样的心理，这种心理可能会导致哪些问题，这些问题应该怎样解决。以免问题出现时大宝接受不了，父母又没有准备，造成各种各样的问题。

给大宝安全感，让他知道你的爱不会减少

要给大宝足够的安全感，让他感受到父母的爱不会因为二宝的到来而减少。也可以告诉大宝，将来有了小弟弟或小妹妹，就又多了一个爱他的人。

孕妈妈在怀孕期间尽量保证原来的生活模式，不要因为怀上二孩就顾不上大宝了，至少在你行动方便的时间里，尽量维持以前的生活状态。

若大宝坚决反对怎么办

　　当你把要生二孩的想法告诉大宝时，可能会遭到强烈反对，这个时候不要急躁，要好好跟孩子沟通一下，弄清楚孩子反对的理由是什么，不妨静下心来听听大宝怎么说，是担心有人和他抢玩具，还是担心有人和他抢爸爸妈妈，或者担心有人睡他的小床……总之要有针对性地给予开导。

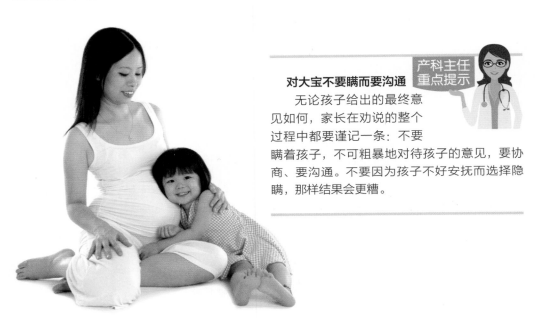

产科主任重点提示

对大宝不要瞒而要沟通

　　无论孩子给出的最终意见如何，家长在劝说的整个过程中都要谨记一条：不要瞒着孩子，不可粗暴地对待孩子的意见，要协商、要沟通。不要因为孩子不好安抚而选择隐瞒，那样结果会更糟。

备孕女性别被大宝的负面情绪影响

　　相信当你决定和大宝分享你正在备孕、即将怀孕的消息时，就已经做好了心理准备，所以如果遭到了大宝的强烈反对，也不要过于苦恼，要知道你的心情直接影响受孕，你的心情也会感染大宝，别忘了你还有十个月的时间来完成大宝的心理建设。

扫码获取
- 专家在线问诊
- 科学备孕攻略
- 孕期知识百科
- 膳食营养指南

服用避孕药多久后能怀孕?

产科主任医师

有研究表明,第三代复方短效口服避孕药激素含量低,停药后即可怀孕,且停用避孕药后立即怀孕,对宝宝几乎没有危害。如果服用紧急避孕药后意外怀孕,若考虑继续妊娠,则要做好产检,尤其是 B 超排畸大检查、唐氏综合征筛查等。长效口服避孕药内含激素成分及剂量与短效口服避孕药有很大不同,最好停药 3~6 个月后再怀孕。

服用紧急避孕药后的宝宝能要吗?

产科主任医师

服用紧急避孕药期间意外怀孕的宝宝能不能要,要结合服用药物的时间和服用药物的种类、剂量等综合考虑。如果服药是在停经 3 周内(末次月经第 1 天开始),则是安全期,此时药物对胚胎的作用是"全或无",即要么不能要,要么几乎无影响,可以继续妊娠。受精 3~8 周是"高敏期",此时胚胎分化活跃,对药物的敏感性较高,这个阶段服药的致畸率较高,怀孕期间要严格做好检查。

> 流产、异位妊娠后多长时间才能再次怀孕?

产科主任医师

　　流产会伤害女性的子宫内膜,而子宫内膜的恢复需要一个过程。一般来说,流产后至少半年才可以受孕。有异位妊娠经历的女性,在异位妊娠治愈后,要确保输卵管完全疏通后,才能再次怀孕,否则极有可能再次发生异位妊娠。临床证明,第一次异位妊娠后,再次发生异位妊娠的概率为10%,两次异位妊娠后,异位妊娠的概率上升至32%。所以有异位妊娠史的女性必须坚持一段时间,待医生检查后认为一切正常才能考虑再次怀孕,以降低发生异位妊娠的概率。

> 我只有一个卵巢,还能怀孕吗?

产科主任医师

　　可以。如果因卵巢囊肿等原因手术切除一侧卵巢,受孕概率可能会降低,但并不意味着无法怀孕。
　　尽管目前关于单卵巢女性怀孕的研究比较有限,但有数据显示,该人群中将近一半的女性都可以怀孕,而且大多数都是自然受孕,无须借助生殖技术。

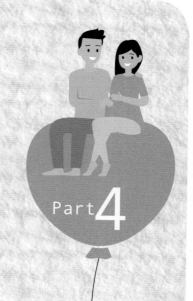

Part 4

怀孕之前 3 个月，
补营养，调身体

孕前要做好营养储备

怀孕之前 3 个月的饮食原则

加强营养

怀孕之前 3 个月，备孕夫妻双方均应加强营养，将身体调整到健康的状态，以提供健康、优良的精子和卵子，为优生优育做好准备。在饮食上的具体做法如下。

1.多吃些富含动物蛋白质、矿物质和维生素的食物。

2.安排好一日三餐，多吃应季的水果、蔬菜。

健康的饮食

不同食物中所含的营养成分及含量都不尽相同，有的富含这些，有的富含那些，有的含量多些，有的含量少些。因此，在日常饮食中最好吃得杂一些，不偏食不挑食，选择多样化的食物，合理搭配，保证营养均衡的健康饮食。

避免可能的污染

尽量选择新鲜、纯天然的食物，少食含食品添加剂多的食品。如蔬菜、水果吃新鲜的，食用前要洗净，能去皮的尽量去皮，避免农药污染。尽量饮用白开水，少饮咖啡、甜饮料等。炊具尽量选用铁锅或不锈钢的，避免使用铝制品及彩色搪瓷制品，以防铝元素、铅元素等对人体细胞产生伤害。

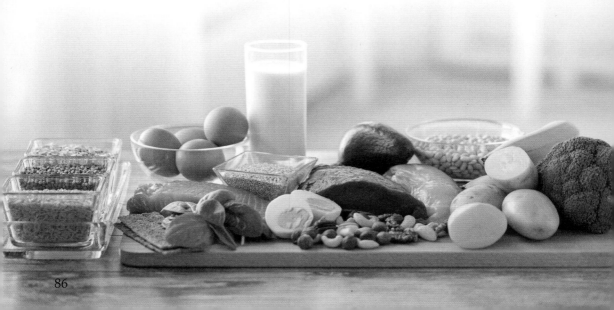

怀孕之前 3 个月的宜吃食物

宜吃食物	功效分析
各种水果	水果中含多种维生素，能在胎儿生长发育的过程中起到促进细胞不断生长和分裂的作用
小米、玉米	其中所含的蛋白质、钙、胡萝卜素、B 族维生素，有着健脑、补脑的功效
海产品	为人体提供易被吸收利用的钙、碘、磷、铁等矿物质，能促进大脑的生长发育、调理神经衰弱
黑芝麻	含有近 10 种重要的氨基酸，是构成脑神经细胞的主要成分
木耳	胶质能把残留在消化系统中的杂质等吸附在一起，排出体外，从而起到清胃涤肠的作用；木耳还具有滋补、益气、养血、健胃、止血、润燥、清肺等作用
核桃	对大脑神经细胞有益，能帮助胎儿大脑发育
花生	含极易被人体吸收利用的优质蛋白质；还含各种维生素、碳水化合物、卵磷脂、人体必需的胆碱等，对人体有益

减少咖啡摄入量

    有研究表明，摄入过多咖啡因可能会影响卵子及精子质量，从而影响受孕。因此，备孕期间，备孕夫妻双方均应减少咖啡摄入量。

产科主任
重点提示

扫码获取

- 专家在线问诊
- 科学备孕攻略
- 孕期知识百科
- 膳食营养指南

怀孕之前 3 个月
备足钙、铁、锌、碘

备足钙

备孕女性的钙需求量为每天 800 毫克，因此每天喝 250 毫升的牛奶或酸奶，再摄入一些海产品等，可以满足每天的钙需求。

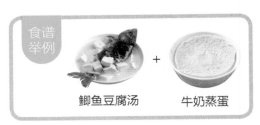

鲫鱼豆腐汤 + 牛奶蒸蛋

备足铁

铁能够参与血红蛋白的形成，从而促进造血。备孕女性每天需要摄入铁 20 毫克，以防孕期发生缺铁性贫血。牛肉、动物肝脏、动物血等都富含铁，食用富含铁的食物时搭配富含维生素 C 的食物，如橙子、猕猴桃、樱桃、柠檬等，可促进铁吸收。另外，食用猪肝应坚持少量多次的原则，每周吃 1 次，每次吃 30～50 克。

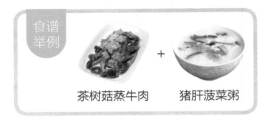

茶树菇蒸牛肉 + 猪肝菠菜粥

备足锌

锌能增强子宫有关酶的活性，有助于胎儿稳固。备孕女性每天需要摄入锌 7.5 毫克。海鱼、紫菜、牡蛎、蛤蜊、牛肉、核桃、花生、栗子等都是含锌丰富的食物，特别是牡蛎，可以适当多食。

要少吃反复加工、过于精制的食品。一般来说，锌缺乏的主要原因是食用精制食品过多，有些地区的备孕女性海产品食用量过少。

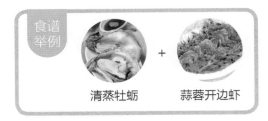

清蒸牡蛎 + 蒜蓉开边虾

备足碘

碘促进甲状腺激素的生成，足量的碘有助于预防孕期甲状腺疾病。

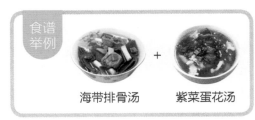

海带排骨汤 + 紫菜蛋花汤

素食女性备孕

素食人群需额外补充的营养素

蛋白质

蛋白质是生命的物质基础，素食人群不吃肉，但蛋白质一定要吃够。素食人群可以把一些食物搭配在一起吃，以满足蛋白质种类均衡，如可以将豌豆和大米、通心粉和奶酪等搭配吃。但这对于严格的素食主义者有些困难，严格的素食人群可以适量喝些蛋白粉。

脂　肪

摄入过多的脂肪对身体健康没有好处，但摄入脂肪过少也会对健康造成影响。素食并不代表就要远离脂肪，可以选用植物油、豆类、豆制品、坚果等植物性脂肪来代替动物性脂肪，这些食物含有丰富的不饱和脂肪酸，可以有效地预防心血管病、高脂血症、脂肪肝和肿瘤等疾病的发生。

维生素 B_{12}

长期缺乏维生素 B_{12} 可能导致贫血、食欲不振等问题。而这一种维生素主要存在于动物内脏、肉类、蛋类等动物性食物中，因此素食人群容易缺乏维生素 B_{12}。素食人群可以通过食用发酵食品及菌藻类食物获取维生素 B_{12}。如紫菜、菌类、麦片、蚝油等。全素食人群应在饮食中添加强化豆浆或维生素补充剂，以满足身体对维生素 B_{12} 的需要。

铁

铁主要存在于动物性食物中，素食人群可以从荞麦、黄豆、豆腐皮、南瓜子、海苔、腰果等富含铁食物中获取铁，同时素食人群应摄入柑橘、猕猴桃、西蓝花等富含维生素 C 的蔬菜水果以促进铁的吸收。

注意及时服用铁剂

素食者除了从植物性食物中摄取铁之外，还应注意体检，如果发现缺铁，应在医生指导下口服铁剂补铁，尤其是平时运动较多的备孕女性。

产科主任
重点提示

锌

饮食中的锌一般是由肉制品提供的，如果希望通过素食方式获得锌，带皮土豆、四季豆、芝麻、苹果、花生和通心粉都是不错的选择。

二二一比例进餐法

"二二一比例进餐法"，是一种世界卫生组织和英国、美国卫生部推崇素食者采取的平衡合理的健康饮食模式。所谓"二二一比例进餐法"，就是将食物尽量按照两份五谷杂粮、两份蔬菜水果、一份蛋白质（如豆类等）的比例进行配餐。

两份五谷杂粮是基础，建议素食备孕女性每天摄取 300～500 克，并以玉米、小米、糙米、燕麦、大麦等全谷类为主。

两份蔬菜水果不可或缺，建议素食备孕女性每天摄取应在 500～700 克，并且要吃当季的。

一份蛋白质是必要的营养补充，建议素食备孕女性以豆类食品为主，补充身体必需的蛋白质。

素食备孕女性要吃一些坚果

核桃、南瓜子、松子等坚果中含有不饱和脂肪酸，能够促进宝宝的中枢神经系统发育，所以备孕女性每天可以吃 40 克左右的坚果，大概成人一小把的量。但坚果的热量比较高，所以不可多吃。

素食备孕女性建议补充蛋白粉

如果是素食备孕女性，或由于个人体质原因导致蛋白质吸收率低，或摄入的优质蛋白质与推荐量相差甚远，可遵医嘱适当补充蛋白粉。蛋白粉一般是采用提纯的大豆蛋白，或酪蛋白、乳清蛋白，或上述几种蛋白的组合体，可为缺乏蛋白质的人补充蛋白质。

提前 3 个月补充叶酸

叶酸能有效预防胎儿神经管畸形

叶酸是一种水溶性的 B 族维生素，是细胞增殖、机体生长发育不可或缺的营养素。叶酸对备孕女性和孕妈妈都非常重要。

研究表明，孕早期缺乏叶酸是引起胎儿畸形的主要原因。因为神经管闭合发生在胚胎发育的 3~4 周，缺乏叶酸易引起神经管不闭合而导致以脊柱裂和无脑畸形为主的神经管畸形。很多女性在得知自己怀孕后才开始补充叶酸，这时已经是受精后的半个月了，早期胎儿的脑部和脊髓如得不到足够的叶酸容易发育不全，从而导致脑部和脊髓缺陷的发生。

如果女性在孕前至孕早期增补叶酸，可以有效预防 70% 以上神经管畸形儿的出生。因此，备孕女性应每天补充 400 微克叶酸，并持续整个孕期。

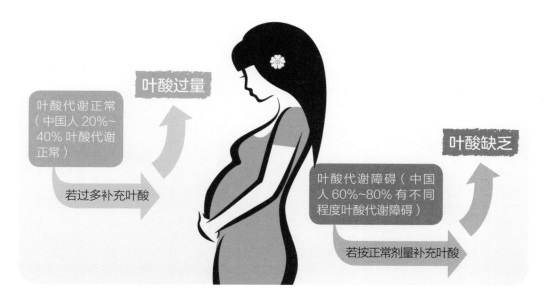

叶酸过量

叶酸代谢正常
（中国人 20%~40% 叶酸代谢正常）

若过多补充叶酸

叶酸缺乏

叶酸代谢障碍（中国人 60%~80% 有不同程度叶酸代谢障碍）

若按正常剂量补充叶酸

了解叶酸不足的原因

导致机体缺乏叶酸的原因有两个：一是叶酸摄入量不足；二是叶酸的吸收、代谢障碍，这多与遗传有关，存在个体差异。由于遗传（基因）缺陷导致机体对叶酸的利用能力低下叫叶酸代谢通路障碍。

基因正常人群	MTHFR 基因突变人群
服用叶酸 0.4 毫克／天。	建议到医院做叶酸代谢基因检测，根据检测报告，确认应服用叶酸的量。

这样补充叶酸制剂更有效

可以补充单独的叶酸片，国家还为一些地区和单位免费发放叶酸。也可以补充复合维生素制剂，复合维生素制剂在说明书上都会标明叶酸含量，推荐的服用量是每日0.4～0.8毫克。

食物中的叶酸

人体不能自己合成叶酸，天然叶酸只能从食物中摄取，因此应该牢记这些高叶酸含量的食物，让它们经常出现在你的餐桌上。

常见食材中叶酸含量表（每 100 克可食用部分）

猪肝	353.4 微克
菠菜	116.7 微克
油菜	103.9 微克
黄豆	210.1 微克
藜麦	186.6 微克
黑豆	186.4 微克
红豆	151.9 微克

需要重点补充叶酸的人群

需要重点补充叶酸的人群	原因分析
年龄超过 35 岁的备孕女性	受孕后卵细胞的纺锤丝老化，生殖细胞在减数分裂时容易出现异常，从而生出畸形宝宝
曾有一胎患神经管缺陷的备孕女性	孕妈妈再次怀有神经管缺陷胎儿的概率是 2%～5%，曾有两胎同样缺陷者，概率更高
不爱吃绿叶蔬菜及柑橘的备孕女性、高原地区的备孕女性	容易缺乏叶酸，导致胎儿先天畸形
过于肥胖的备孕女性	肥胖可能会引起身体新陈代谢的异常，并由此导致胚胎神经系统发育变异，因此，生出神经管畸形儿的概率高

关注叶酸过量

叶酸是一种 B 族维生素，为水溶性。通常认为，水溶性维生素在体内无法储存，每天需要补充，即使天天过量食用也无大碍，反正也无法储备。然而，叶酸似乎比较特殊，血清叶酸水平受进食的影响显著，而红细胞叶酸则能反映一段时间内的叶酸营养状况，这说明什么？说明叶酸是可以在细胞内蓄积的，至少在红细胞内是可以的。如果一段时间内过量补充叶酸，会造成红细胞叶酸浓度过高。

《中国居民膳食指南 2016》告诉我们，怀孕之前 3 个月应该补充叶酸以避免缺乏，推荐量为 400 微克膳食叶酸当量／天。问题是，谁能准确预测 3 个月后怀孕？实际的结果往往是萌生要孩子的念头后就开始吃，三五个月，甚至经年不断地补叶酸制剂，其中的叶酸含量多为 400～800 微克／天（相当于 680～1360 微克膳食叶酸当量／天），如果再加上膳食来源的叶酸，则容易过量。《中国居民膳食营养素参考摄入量速查手册》中载明，叶酸的可耐受最高量是 1000 微克／天。

举个例子：一位备孕女性，她的叶酸代谢能力正常，爱吃青菜和肉类，还经常吃炒肝或卤煮，她可能根本就不缺叶酸，但为了要孩子，也跟很多备孕女性一样补充孕期维生素来加强营养，就容易出现叶酸过量的问题。

过多的叶酸摄入可能导致某些肿瘤发生风险的增加，叶酸对肿瘤预防的作用是双向的。

大剂量补充叶酸，可能掩盖血液中维生素 B_{12} 缺乏的症状，影响贫血的诊断和治疗。

叶酸过量的危害，证据已有不少

大剂量叶酸会干扰锌的代谢，引起锌的缺乏。

建议去医院做个叶酸水平评估

为了搞清楚体内的叶酸是不足还是过量，建议备孕女性去营养科门诊。医生会给你做个营养摄入的评估，同时建议你空腹抽血，检查是否有贫血，以及血清叶酸和红细胞叶酸的水平，必要时做叶酸代谢障碍基因检测（MTHFR），之后制订一个合理的膳食建议。至于制剂，医生会帮你选，该补的补，该停的停，并定期复查。

产科主任重点提示

这些高危孕妇需每日摄入 4～5 毫克的叶酸补充剂

在这里，需要特别提醒大家注意的是高危孕妇，如有无脑儿、脊柱裂患儿分娩历史，癫痫、镰状细胞贫血病史或家族史的患者，最好遵医嘱在怀孕之前3 个月至孕 12 周每日叶酸补充剂量提高到 4～5 毫克。

适当摄入微量元素
改善受孕环境

补碘预防"呆小病"

备孕女性如果长期碘摄入不足，孕期容易碘缺乏，当严重缺碘时可能引起孕妈妈和胎宝宝甲状腺功能低下，影响胎宝宝大脑发育，如智力发育障碍、神经异常等。还可能导致生长缓慢、智力发育不足，成年后的身高也不足130厘米，即"呆小病"。此外孕期缺碘也可导致流产、死产、先天畸形风险增加和婴儿死亡率增加等。孕前补碘比孕期补碘对宝宝大脑发育的促进作用更明显，如果孕后5个月再补碘，就起不到预防作用了。

补锌预防先天畸形

女性如果缺锌，可能会增加发生妊娠并发症的危险，也可能会影响胚胎的发育，导致先天畸形。男性如果缺锌，会导致性欲低下，精子数量减少。因此备孕夫妻应多吃些富含锌的食物，如瘦肉、牡蛎、芝麻等。

补铜有利于胎宝宝正常发育

孕妈妈如果缺铜，可能会影响胚胎的正常分化和发育，还可能会导致胎儿先天畸形，甚至出现胎膜早破、流产等异常情况。因此，备孕女性应合理摄入铜，适当多吃动物肝脏、粗粮、坚果等铜含量较高的食物。

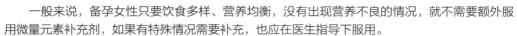

补充微量元素要注意适量，过量可能会导致中毒　产科主任重点提示

人体所必需的微量元素主要有碘、锌、硒、铜、钼、铬、钴、铁等。有些备孕女性可能由于缺乏微量元素或其配比不合理而引起营养缺乏，如缺铁性贫血。但备孕女性微量元素的补充需谨慎，过量补充可能导致中毒，适得其反。

一般来说，备孕女性只要饮食多样、营养均衡，没有出现营养不良的情况，就不需要额外服用微量元素补充剂，如果有特殊情况需要补充，也应在医生指导下服用。

会助孕的天然食物

双向调节雌激素的豆浆

女性体内的雌激素有着保证卵巢功能正常的作用。大豆中的大豆异黄酮又称植物雌激素，其结构和女性体内的雌激素接近。女性 35 岁以后，体内雌激素偏低、卵巢功能衰退，多喝豆浆对卵巢功能有利。

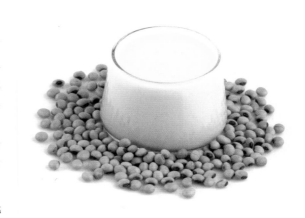

大豆异黄酮可以双向调节人体的雌激素：当雌激素不足时，可以起到类雌激素的效果；当雌激素过剩时，又能起到抗雌激素的作用，从而降低患乳腺疾病的风险。

益处多多的酸奶

酸奶中的益生菌可以促进肠道蠕动，加速体内废弃物的排泄，尤其适合便秘的备孕女性。备孕女性如果有便秘的小毛病，可以每天喝点酸奶，因为便秘会导致体内毒素堆积，不利于受孕，如果怀孕也不利于胎儿健康。并且酸奶是由牛奶乳酸菌发酵而成，营养价值与牛奶相当，且更易于消化吸收。

产科主任
重点提示

不能仅靠豆浆助孕

备孕女性可以把豆浆纳入日常饮食中，但豆浆毕竟只是食物，不能替代药物的作用，如多囊卵巢综合征、高雄激素血症引起的不孕，是无法靠豆浆治疗的。举例来说，仅 1 毫克补佳乐里面的活性植物雌激素就相当于 20 升豆浆所含的，所以对豆浆助孕的期望不要太高。

助孕食谱推荐

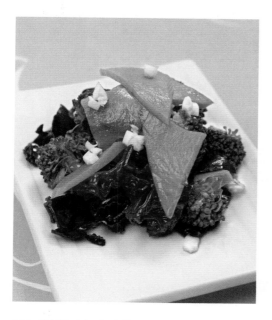

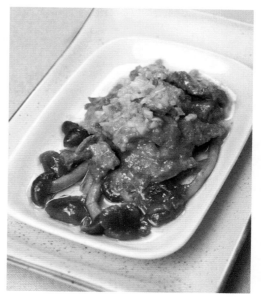

西蓝花炒木耳

材料 西蓝花 250 克，泡发木耳 100 克，胡萝卜 20 克，蒜蓉 4 克。

调料 醋、糖、盐、植物油各适量。

做法

1. 木耳洗净，撕小朵；西蓝花洗净，掰成小朵，入沸水中焯烫至软；胡萝卜洗净，切片；将蒜蓉、醋、糖、盐放入碗中，调成酱汁。

2. 锅置火上，烧至七成热时，倒入植物油，放入西蓝花、胡萝卜片和木耳翻炒至熟，倒入调好的酱汁炒匀即可。

茶树菇蒸牛肉

材料 牛肉 350 克，干茶树菇 80 克，姜末、蒜蓉各适量。

调料 盐、料酒、蚝油、水淀粉各适量。

做法

1. 牛肉洗净，切薄片，加料酒、蚝油、姜末、水淀粉腌渍 10 分钟。

2. 干茶树菇泡发，洗净，放盘中，撒盐拌匀。

3. 将牛肉放在茶树菇上，再铺一层蒜蓉，入沸水蒸锅中，大火蒸 25 分钟即可。

服用叶酸，会影响月经吗？

产科主任医师

　　有的备孕女性刚开始吃叶酸，可是恰巧月经也跟着不规律了，经过检查后又不是怀孕。于是就想是不是吃叶酸会导致月经推迟呢？其实吃叶酸是不会影响月经的。女性如果出现月经推迟，首先需要用早孕试纸检查是否怀孕，排除怀孕可能后，应考虑是月经不调的情况，查找引起月经不调的原因。对于备孕女性或孕早期女性来说，补充叶酸是不会影响月经的。

备孕男性也要服用叶酸吗？

产科主任医师

　　对于备孕夫妻，不仅女性需要补充叶酸，男性也需要补充。叶酸在人体内能和其他物质结合成叶酸盐，如果男性体内缺乏叶酸盐，容易增加宝宝出现染色体缺陷的概率。此外，一些调查结果显示，男性精子含量低也与体内缺乏叶酸有关。所以，建议男性也补充叶酸。

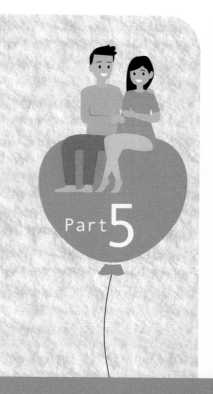

Part 5

怀孕之前 1 个月，
找准排卵日，改善受孕环境

营造温馨的受孕环境

问卷调查：你的生活方式是否健康

下面的问题，回答"是"的记1分。

1. 如果你是女性，是否每天饮白酒 50 毫升以上？
   如果你是男性，是否每天饮白酒 70 毫升以上？　　　　　□是　□否
2. 你是否经常突然暴饮？　　　　　□是　□否
3. 你或你的爱人吸烟吗？　　　　　□是　□否
4. 你每周在家做饭的次数少于 3 次吗？　　　　　□是　□否
5. 你每天都想吃甜食吗？　　　　　□是　□否
6. 你晚上入睡是否困难，一旦醒来，再次入睡也很困难？　　　　　□是　□否
7. 你的手机是否时刻开机，你是否发现自己很难与周围人短时间内
   脱离联系？　　　　　□是　□否
8. 你每周运动少于 3 次吗？　　　　　□是　□否
9. 你每周都工作超过 50 小时吗？　　　　　□是　□否
10. 你经常夜晚甚至周末都在工作吗？　　　　　□是　□否
11. 你对你的经济状况担忧吗？　　　　　□是　□否
12. 你在一周刚开始的时候会感觉到恐惧吗？　　　　　□是　□否
13. 你很少有时间去见你的朋友和家人吗？　　　　　□是　□否
14. 你是否很难在目前的日程中给自己放几天假？　　　　　□是　□否
15. 你每天晚上睡眠时间少于 7 小时吗？　　　　　□是　□否

你的分数所对应生活方式的健康情况

0~4 分：你的生活方式是非常健康的，虽然也可能存在或多或少需要改变的地方，但基本不影响你的健康和生育。

5~8 分：你的生活方式可能正在影响你的健康和生育，虽然不是很明显。建议你做出一些改变，以提高你的受孕概率。

9~12 分：你的生活习惯中只有很少一部分是健康的，你应该好好反省一下了，什么才是对你和你的家庭最重要的。你越早做出改变，效果就会越早显现出来。

13~15 分：你的健康和生育已经受到生活方式的影响了，需要彻底做出改变。如果你已经有了改变的决心和计划，还为时不晚。

营造舒适的、利于优生的家居环境

好的家居环境不仅对女性的健康有益处，还关系到是否能够顺利怀孕以及孕后胎儿是否健康成长等问题。因此，计划怀孕应营造舒适的、利于优生的家居环境。

空气要清新

新装修的房子会散发出甲醛等有毒气体，不仅对人体有危害，而且容易造成孕妇流产或胎儿畸形等。因此，备孕夫妻不宜在新装修的房子里怀孕，装修后应通风2~3个月，不要急于入住。且在装修和购买家具时应选择合格产品，以减少装修污染。备孕夫妻也应注意室内通风，保持居室内空气清新。

房间布局要合理

备孕夫妻卧室的整体布局要以舒适为原则，不必追求空间大，应合理设计布局。如选择环保材料将房间装饰得舒适、温馨，色彩柔和，房间要收拾得整洁干净，家居摆放合理。合理的布局往往使夫妻生活更加舒适，心情更加愉快，感情也会更好，有利于孕育宝宝。

适宜的居室温度和湿度

一般居室内的温度保持在 18~24℃，湿度保持在 40%~50% 为佳。温度过高或过低都会引起人的情绪波动，使人烦躁不安或抑郁，从而间接影响排卵或卵泡成熟。室内过于干燥会使人口干舌燥、焦虑不安、心情烦闷等，同样会影响健康及排卵，不利于妊娠。

适宜摆放在室内的植物

白掌、吊兰、芦荟、常春藤、富贵竹、绿萝、仙人掌、君子兰、文竹、橡皮树、鸭脚木、铁线蕨等植物，摆放在居室内能够吸附居室中的灰尘、清除人体呼出的废气，还能过滤甲醛、苯、丙酮、二氧化碳、二氧化硫、一氧化碳等有害物质，减少电磁辐射，降低患病概率。

- ✓ 专家在线问诊
- ✓ 科学备孕攻略
- ✓ 孕期知识百科
- ✓ 膳食营养指南

扫码获取

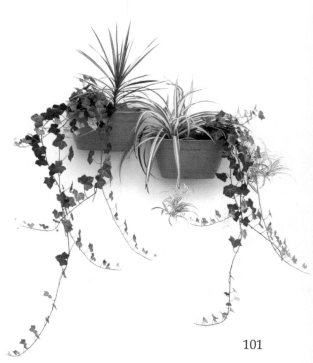

找准排卵日，
把握"好孕"时机

基础体温测量法找排卵日

女性的体温在孕激素的调控作用下，随月经周期出现波动。正常女性的基础体温以排卵日为分界点，呈现前低后高的状态，即双向体温。基础体温测量法就是根据女性在月经周期中呈现的双向体温来推测排卵期的方法。具体做法：是从月经来潮第一天开始，坚持连续每天在清晨没有进行任何活动的同一时间测量体温。一般来说，排卵前基础体温在36.6℃以下，排卵后基础体温上升0.3～0.5℃，持续14天。排卵前3天至排卵后3天这段时间是容易受孕期，可作为受孕计划的参考。

什么是基础体温

人体处在清醒而又非常安静，不受肌肉活动、精神紧张、食物及环境温度等因素影响时的状态叫作"基础状态"，基础状态下的体温，就叫作"基础体温"，也称"静息体温"。基础体温通常在早晨起床、没有进行任何活动时测量。

产科主任
重点提示

体温曲线的走向可以反映孕激素的波动

对温度中枢起作用的激素主要是孕激素，体温曲线的走向大致可以反映孕激素的水平。排卵前，孕激素主要由肾上腺分泌，量很小，所以体温曲线呈低温状态；排卵后，卵子排出的地方变成黄体，黄体分泌大量的孕激素和雌激素，为受精卵着床做准备，于是体温骤然上升，呈高温状态。

推荐用孕律等可测体温的设备进行体温监测

孕律是针对育龄女性朋友用来监测基础体温波动情况，精准预测排卵日的一种智能体温计。

通过胶贴把孕律贴在腋下，晚上睡觉之前佩戴，第二天睡醒之后取下，体温计通过蓝牙与手机的App连接进行数据同步，这样就完成了一天的基础体温测量。结合体温数据和录入的必要生理信息，自动生成相对标准的基础体温表格。

使用孕律类工具需要注意以下几点

1. 为了佩戴时更加舒适，建议使用前清除腋毛。

2. 为了更精确地预测，同时考虑到规律作息有利于备孕，建议每晚睡眠时至少佩戴4~6小时。佩戴时间过短、位置太靠下都无法采集到当天的基础体温值。

3. 粘贴的标准位置：传感器的金属探头接触腋窝内侧的皮肤，保证在上肢闭合的状态下腋窝可以包住整个孕律基础体温计。

4. 晚上起夜不会影响基础体温，孕律会自动过滤掉晚上起夜时的干扰。

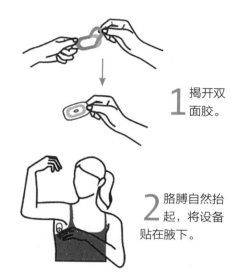

1 揭开双面胶。

2 胳膊自然抬起，将设备贴在腋下。

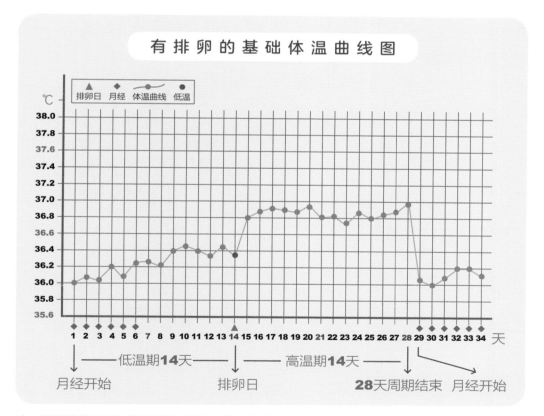

注：根据基础体温曲线图可以对排卵日做出比较准确的判断。在体温从低温向高温过渡的时候，会出现一个低温，一般情况下，这个低温的出现往往就是在排卵日。

基础体温曲线呈双向也有"假象"

基础体温呈现双向，并不能说明一定发生了排卵。在以下两种情况时，即使没有排卵也会有孕激素产生，出现基础体温呈双向的假象。

 小卵泡黄素化

 大卵泡不破，未破卵泡黄素化

前一种情况是卵泡到了直径 15 毫米左右不长了；后一种情况是卵泡继续长下去，到了直径 20 毫米以上都不排卵。这两种情况都能使孕激素升高，使基础体温曲线表现为双向性。

在基础体温曲线呈双向的女性中，出现上述情形的比例为 13%～44%，因此基础体温曲线呈双向不能作为判断排卵与否的唯一标准。

基础体温曲线呈单向也可能有排卵

基础体温曲线呈双向不能作为判断排卵与否的唯一标准，单向体温也不能作为没有排卵的判断标准。

在大多数情况下，单向体温的确表示没有排卵，但临床发现这也并非绝对。女性基础体温的变化是由于孕激素水平的波动刺激了体温调节中枢，使得基础体温升高或者降低。但是有些女性的体温调节中枢对孕激素的反应不敏感，即孕激素发生波动，但体温没有明显的升高或降低。因此，仅凭单向体温不能作为没有排卵的判断标准。

日程表法找排卵日

大部分育龄女性的排卵日是在下次月经前 12～16 天（平均 14 天）。日程表法找排卵日就是从下次月经的大概开始日期向前推 14 天来预测排卵日。这种方法相对简单易操作，但误差较大，因此我们推荐使用它的改良方法，计算公式如下。

易孕期第 1 天 = 最短一次月经周期天数 −18 天
易孕期最后 1 天 = 最长一次月经周期天数 −11 天

在用这个公式计算之前，需要你连续 8 次观察、记录自己的月经周期，掌握自己月经周期的最长天数和最短天数，代入以上公式得出的数字分别表示"易孕期"的开始和结束时间。

月经周期的天数是指从此次月经来潮的第 1 天到下次月经来潮的第 1 天所历经的天数。

例如，某女性前 8 个月的月经周期最长为 30 天，最短为 28 天，代入公式如下。

易孕期第 1 天：28 天 - 18 天 = 10 天
易孕期最后 1 天：30 天 - 11 天 = 19 天

说明这位女性的"易孕期"开始于本次月经来潮的第 10 天，结束于本次月经来潮的第 19 天。

如果观察发现你的月经很规律，如均为 28 天 1 次，那么可将月经周期的最长天数和最短天数都定为 28 天，代入公式可计算出"易孕期"为月经来潮的第 10～17 天。找出"易孕期"后，如果想怀孕，可以从"易孕期"第一天开始，每隔一日同房 1 次，可以提高怀孕的概率。

排卵试纸找排卵日

先通过日程表法推算出易孕期，然后在易孕期使用排卵试纸进行测试即可。

使用方法

使用洁净、干燥的容器收集尿液。将排卵试纸有箭头标志的一端垂直浸入尿液，液面不可超过试纸的最高线（MAX 线），约 3 秒钟后取出，平放于干净的非吸附材料的平面，一般 5～10 分钟观察结果，15 分钟后读取的结果无效，具体读取时间以所购买的排卵试纸说明书为准。

结果判定

阳 性	阴 性	无 效
在检测区（T）及控制区（C）各出现一条色带。T 线与 C 线同样深，预测 48 小时内排卵；T 线深于 C 线，预测 14～28 小时内排卵。	仅在控制区（C）出现一条色带，表明未出现过黄体生成素（LH）高峰或峰值已过。	在控制区（C）未出现色带，表明检测失败或检测条无效。

注意事项

1.收集尿液的最佳时间为上午 10 点至晚上 8 点，一定要避开晨尿。尽量采用每天同一时刻的尿样。

2.每天测一次，当发现阳性逐渐转强时，就要增加检测频率，最好每隔 4 小时测一次，尽量测到强阳性，排卵就发生在强阳性转弱的时候，如发现快速转弱，说明卵子要冲出卵泡了，要迅速识别强阳转弱的瞬间。

3.收集尿液前 2 小时应减少水分摄入，因为尿样稀释后会妨碍黄体生成素高峰值的检测。

宫颈黏液观察法找排卵日

宫颈黏液观察法是澳大利亚的比林斯医生研究所得，因此又称"比林斯法"。它是根据宫颈黏液分泌的性质变化来观察排卵发生时间的一种方法。

宫颈黏液的周期性变化

宫颈黏液是由子宫颈管里的特殊细胞所产生，随着排卵情况和月经周期的变化，其分泌量和性状也跟着发生周期性变化。

平日，白带呈浑浊黏稠状，量也不多。但是在月经中期接近排卵日时，宫颈内膜腺体细胞分泌功能趋于旺盛，白带明显增多，呈蛋清状，稀薄透明，这是女性为迎接精子进入子宫而铺设的"红地毯"。精子没有双脚，只有一条尾巴，只能靠摆动尾巴游泳前进，于是女性就在主要的通道上布满了液体，帮助精子顺利通过。所以，当你觉得分泌物明显增多，并且可以拉成长丝时，意味着排卵日马上要到了。

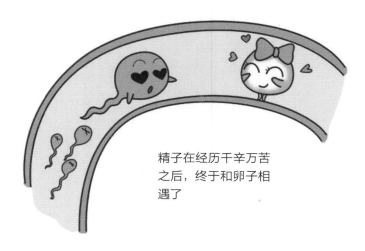

精子在经历千辛万苦之后，终于和卵子相遇了

宫颈黏液的三种类型

在1个月经周期中，宫颈黏液先后出现不易受孕型、易受孕型和极易受孕型三种类型。

类　型	表　现
不易受孕型宫颈黏液	这种黏液出现在月经干净后，持续3天左右。这时的宫颈黏液少而黏稠，外阴部干燥而无湿润感，内裤上不会沾到黏液，不容易受孕
易受孕型宫颈黏液	这种黏液出现在月经周期中的第9天以后。随着卵巢中卵泡的发育，雌激素水平升高，宫颈黏液逐渐增多、稀薄，颜色呈乳白色。这时外阴部有湿润感
极易受孕型宫颈黏液	接近排卵期，雌激素进一步增加，分泌的宫颈黏液含水量多，清亮如蛋清状，黏稠度最小，滑润而富有弹性，用拇指和食指可拉成很长的丝状，这时外阴部有明显的湿润感。出现这种黏液，在前后24小时之内会发生一次排卵

卵巢排卵后，黄体形成并产生孕激素，会抑制子宫颈细胞分泌黏液，因此宫颈黏液又变得少而黏稠，成为不易受孕型宫颈黏液，直到下次月经来潮，宫颈黏液又再次重复上述变化。

观察方法

1. 观察宫颈黏液，需要每天数次，一般可利用起床后、洗澡前或小便前的机会，用手指从阴道口取黏液，观察手指上黏液的性状、黏稠度并用手指做拉丝测试。

2. 重点观察黏液从黏稠变稀薄的趋势，一旦黏液能拉丝达数厘米时，就可定为处于排卵期了。

注意事项

1. 观察宫颈黏液前，一定要将手洗干净。

2. 观察宫颈黏液的前一天晚上最好不要同房，这样观察的结果会更加准确。

3. 对宫颈黏液的观察需要2~3个月的练习，才能判断得比较准确。

4. 阴道内宫颈黏液的变化受多种因素影响，如阴道内严重感染、冲洗阴道、性兴奋时的阴道分泌物、同房后黏液、使用阴道内杀精子药物等。因此，观察宫颈黏液前要先排除这些因素。

5. 判定白带性状时要与各种阴道炎引起的病理性白带增多相区别，后者可呈黄脓性、块状、黄色肥皂水样，常有臭味，还可伴有外阴奇痒等症状，需要就医治疗。

6. 观察宫颈黏液的方法也适用于月经不规律的女性掌握自己的排卵期。

白带出现拉丝后会在哪天排卵

排卵时间不是固定值

白带出现很长拉丝后，多久出现排卵是因人而异的，有的人雌激素高峰出现在排卵的前1天，有的人出现在排卵的前3天。如果湿润期较长，要在湿润期的最后一两天同房。在湿润期建议配合使用排卵试纸来帮助判断是否排卵，因为雌激素的高峰会诱导黄体生成素（LH）峰值的出现。只有出现了LH的脉冲，才会真正触发排卵。

特殊情况的发生

润湿期已经过了，而排卵试纸强阳性仍然没有出现。这表明雌激素正反馈诱导LH高峰失败，女性的性腺轴出现了障碍，导致排卵没有发生。

通过 B 超监测找排卵日

B超监测排卵最为直观、准确，可以观察卵巢内有几个卵泡在发育，卵泡的直径变化等。虽然B超监测最为直观、准确，但需连续多次前往医院，不仅会花费金钱和时间成本，也会增加紧张和压力，影响受孕。因此，B超监测主要适用于不孕的女性，能正常受孕的女性则没有必要采取B超监测的方法。

如何选择 B 超监测的时间

在几种B超监测方式中，以阴道B超最为准确。通常第一次去做B超监测的时间可选择在月经周期的第10天，也就是说自来月经后的第10天到医院去监测。

如何通过 B 超推算出排卵日

卵泡的发育是有规律可循的。经过大量统计得出，排卵前3天卵泡的直径一般为15毫米左右，前2天为18毫米左右，前1天达到20.5毫米左右。这样便可以通过B超监测卵泡的大小来推算出排卵日了。

特殊情况的发生

有的人卵泡发育到一定程度后，不但不排卵，反而萎缩了；有的人卵泡长到直径 20 毫米以上仍不排卵，继续长大，最后黄素化了。出现这些情况都是不正常的，应遵医嘱进行治疗。

通过排卵期出血和排卵痛找排卵日

在女性的生殖期，由于受激素的刺激，卵泡会逐渐发育成熟，卵泡内充满液体，随着压力的增加卵泡向卵巢表面膨出，当压力达到一定程度时，卵泡破裂，卵子排出，这就是排卵，此时常伴有极轻微的出血。当出血刚好正对着腹膜（一层环绕腹腔的坚韧薄膜）时，就可刺激腹膜，产生隐隐约约的轻痛，称为"排卵痛"。这种疼痛的感觉提示你排卵正在发生，是同房的最佳时机。

当然，不能完全依靠这种疼痛的感觉来判断排卵，因为腹腔内有很多器官，轻微的疼痛不一定是排卵痛，而且不是每个人都会有排卵痛，也不是每次排卵时都会有排卵痛。因此，通过排卵期出血和排卵痛来找排卵日，只能作为一种辅助方法。

产科主任重点提示

几种测排卵方法并用结果出现不一致时这样做

确定排卵日有多种方法，通常都是几种方法配合使用。当依据不同的方法同时察知明显的排卵征兆时，说明排卵基本是肯定的，而且时间也很容易确定，这种情况当然最为理想。但不是每次都会遇到一致的结果。往往依据一种方法测出排卵征兆时，另一种方法却迟迟表现不出任何征兆，尤其是在将基础体温与排卵试纸结合使用的情况下，合拍的情况很少。

基础体温和排卵试纸检测排卵日，由于体温测定的时间范围太宽，在排卵前后 3 天都有可能出现低点，因此很难说低温日就是排卵日。而排卵试纸指示的高峰，有 90.9% 的人集中在排卵前一天出现，4.5% 的人在排卵当天出现，显然它的精确度要高得多。所以当几种方法出现不一致时，应以精度高的方法为准。

扫码获取
- 专家在线问诊
- 科学备孕攻略
- 孕期知识百科
- 膳食营养指南

怀孕之前 1 个月饮食方案

问卷调查：你是否拥有健康的饮食习惯

通过前面几个月的调整，你现在已经具备了健康规律的饮食习惯了吗？现在就尝试着回答以下的问题，帮助你来了解一下自己的健康状况。回答"是"，记为 1 分。

1. 你一天进食的水果或蔬菜是否少于 5 种？　　　　　　　　□是 □否
2. 你是否经常不吃早饭？　　　　　　　　　　　　　　　　□是 □否
3. 你经常不吃午饭或晚饭吗？　　　　　　　　　　　　　　□是 □否
4. 你经常吃甜食吗？　　　　　　　　　　　　　　　　　　□是 □否
5. 你每天是否需要喝至少两杯咖啡或 4~5 杯茶？　　　　　□是 □否
6. 你是否在吃饱时还强迫自己吃完盘子里的东西？　　　　　□是 □否
7. 如果不将茶和咖啡计算在内，你一天的饮水量是否少于 1000 毫升？ □是 □否
8. 做饭时你是否喜欢多放些盐？　　　　　　　　　　　　　□是 □否
9. 你是否每周食用至少一次方便食品或外卖食品？　　　　　□是 □否
10. 你是否有消化问题或便秘？　　　　　　　　　　　　　□是 □否
11. 你是否经常在睡前两小时内吃东西？　　　　　　　　　□是 □否
12. 你是否经常吃一些高脂肪的食物？　　　　　　　　　　□是 □否
13. 你是否有暴饮暴食的习惯？　　　　　　　　　　　　　□是 □否
14. 你是否经常节食？　　　　　　　　　　　　　　　　　□是 □否
15. 你经常吃白面包吗？　　　　　　　　　　　　　　　　□是 □否

你的分数

0~3 分： 你的饮食习惯非常健康，这对你增强生育能力非常有帮助。

4~7 分： 总体来说你的饮食习惯是健康的。但是你需要反省一下你回答"是"的问题，在这些方面做出改善，进一步提高你的生育能力。

8~11 分： 你的饮食习惯并不是很健康，这可能是由于工作忙碌影响了你的饮食，在一段时间内做出改变，你就会看到身体状况的改善。

12~15 分： 你的饮食习惯很不健康，可能存在营养缺乏或内分泌调理问题，但幸运的是，在提高生育能力上，改变饮食习惯是最容易的方法，所以你应该做出改变。

吃些能提高生育能力的食物

据报道,有些食物能够减少与生育有关的疾病。虽然从科学上来讲,没有一种食物能够保证提高生育能力,但是以下食物对健康有很大益处,计划怀孕的夫妻可以有意识地补充。

增强体质的食物

吃些含有维生素和矿物质的食物能够增强体质,对生育有好处。如石榴、香蕉、无花果、大蒜、菠菜、番茄等新鲜蔬果。

促进女性激素分泌的食物

色氨酸及酪氨酸可提高脑内血管紧张素及多巴胺的水平,这些化学物质可以促进女性激素的分泌,使得受精卵更容易着床于子宫内膜。

提高精子、卵子质量的食物

精子及卵子容易受自由基的损伤,富含黄酮的食品可以对其起到保护作用。黄酮是一种植物色素,它的存在使得水果呈现出了不同的颜色,而且,它本身有潜在的抗氧化能力,可以减轻自由基造成的损伤。富含黄酮类物质的食物有蓝莓、葡萄、橙子、桃子、李子及番茄等。

有利于精子生成及运输的食物

对于男性来说,某些营养素如锌和维生素 C,对于提高精子数目以及精子质量具有重要的作用。锌主要来源于坚果、蛋类、鱼、瘦肉等;维生素 C 主要来源于新鲜蔬菜和水果,如猕猴桃、鲜枣等。

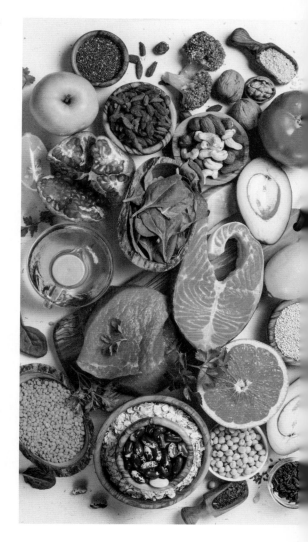

冲刺阶段执行强化营养食谱推荐

	早　餐	午　餐	晚　餐
周一	黄鱼馅饼，红薯粥，鸡蛋，桃仁菠菜	米饭，银耳木瓜排骨汤，清炒油麦菜	香菇胡萝卜面，鸡肉丸子汤，韭菜炒鸡蛋
周二	花卷，牛奶，鹌鹑蛋，胡萝卜炒肉丝	麻酱烧饼，清蒸三文鱼，木耳腰片汤	花卷，小米红豆粥，白菜烧平菇
周三	馒头，虾仁西芹粥，榨菜肉末蒸豆腐	米饭，香菜炒猪血，清蒸冬瓜排骨，西芹猕猴桃汁	番茄鸡蛋面，松仁玉米，罗勒蛤蜊汤
周四	小窝头，鸡肉虾仁馄饨，香菇炒肉片	二米饭，清蒸鲈鱼，西蓝花炒木耳，鸡蓉冬瓜羹	韭菜馅饼，三丁豆腐羹，麻油鸡
周五	海米豆皮黄瓜水饺，红薯粥，蒜蓉空心菜	扬州炒饭，葱烧鲤鱼，草菇炒番茄，莲藕黑豆汤	疙瘩汤，葱烧羊肉，蜜汁炒红薯
周六	全麦面包，鸡蛋，蜂蜜土豆粥，香椿拌豆腐	米饭，茶树菇蒸牛肉，素炒平菇，油菜香菇魔芋汤	绿豆芽海米馄饨，香煎鳕鱼，三彩菠菜
周日	香菇素菜包，玉米粥，鸡蛋，腰果西芹	米饭，熘腰花，黄花木耳炒鸡蛋，蜜枣白菜汤	白萝卜羊肉蒸饺，干贝蒸蛋，胡萝卜菠菜豆腐汤

缓解压力，调整心态

心理学家调查表明，女性由于自身的生理特点和社会环境中的压力，心理障碍及疾病发生率要高于男性。因此，备孕女性应注意缓解心理压力，调整好心态预防以下女性常见心理问题。

神经衰弱

神经衰弱是由于大脑长期过度紧张、思想负担过重，以及极度疲劳引起的高级神经系统功能失调的一种疾病。

症状表现

1. 经常性头痛、头晕、烦躁。
2. 既容易兴奋又容易疲劳，夜间入睡困难或多梦。
3. 精神萎靡，注意力不集中，工作效率低，记忆力减退，情绪波动大等。

预防措施

养成良好的生活习惯，多参加体能锻炼类活动，增强体质。多到空气新鲜、环境优美的地方游玩，放松身心。主动去减轻思想负担，多看书，丰富自己的精神世界。多与朋友、家人聚会，打开心扉与人沟通，不要封闭在自己的世界里。

焦虑症

焦虑症是生活中某些矛盾或突发事件引起强烈刺激而导致的，例如失去亲人、人际关系冲突等。

症状表现

1. 心情焦虑，缺乏安全感，常有大祸临头的感觉，坐立不安。
2. 常伴有自主神经系统功能紊乱引起的躯体症状，如手指麻木、四肢发凉、胸闷、食欲不振、胃部灼烧感等。

预防措施

加强思想修养，锻炼科学严谨的逻辑思维能力，对工作要有科学的方法，对生活要懂得顺其自然，不要强求。

忧郁症

忧郁症与焦虑症相似，是由长期心理压抑，无处发泄，积累到一定程度时引起中枢神经系统功能紊乱所致。

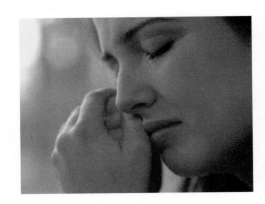

症状表现

1.食欲不振、失眠、疲倦，有的患者会出现轻微的驼背。

2.行为和思想都非常消极，如自我评价低，否定自己甚至自我歪曲，悲观，缺乏进取心和克服困难的勇气。

3.情绪消极，常常表现出心情沮丧、感情淡漠、爱哭、多愁善感。

4.严重的患者有妄想，甚至自杀趋向。

预防措施

找到宣泄自己情绪的方法，如果不能做到直接倾诉，可以通过写日记、写信来表达；工作上如果遇到难题，尝试多做理智的沟通，尽量畅所欲言；生活中多宽容，多理解，多谦让，不要对一些小事耿耿于怀。

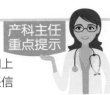

产科主任
重点提示

在深呼吸的同时进行冥想

反复进行深呼吸有助于消除紧张，放松身体。当感觉有压力时，轻轻闭上双眼，用鼻子深深吸气，再慢慢地从嘴里呼气，同时进行冥想。冥想时要坚信自己能静下心来，效果会更佳。

为怀孕做好物质准备

生个宝宝的开销有哪些

充分的经济准备是孕育宝宝的必要条件，建议准备要宝宝的家庭将孕期的各项开支考虑周全，做好充分的准备。

费用项目	费用明细
生活费用	从准备怀孕开始到宝宝出生，孕妇的营养需求增加，并且要全面和均衡
孕期检查的费用	孕期需要做例行产前检查，偶尔可能出现一些意想不到的情况，如前置胎盘、早产等，应该将这些意外情况考虑在内，以免临时状况紧急时难以应对
孕期用品的费用	孕妇装、孕妇专用品等都需要购买安全性和舒适性比较高的产品，应该多加咨询和选择，在计划费用时也应该考虑这方面的开支
分娩手术费、住院费	选择合适的医院，手术费、住院费也是不小的花销，剖宫产比顺产的花费要高；还要准备新生儿出生后的费用，这也应该在备孕时准备好

具体需要准备哪些物品

内衣裤

怀孕后的内衣裤需要重新准备，备孕时即可着手准备。

1.最好选择纯棉制品，柔软易洗、吸水性强、透气性好、弹性佳，不建议选择化纤制品。而且，刚买回来的新内衣要用清水漂洗一次再穿，以去除各种化学物质残留，防止引发皮肤过敏。

2.怀孕后穿的内衣应该宽松些，不要束身太紧，否则会影响血液循环，容易出现水肿。

3. 从怀孕开始，乳房就会一点点地变大，到妊娠4~5个月时，原来的胸罩已经不再适用。所以，选择的胸罩型号最好比没怀孕时稍大一些，以免挤压乳房。同时，应该选择从底部到侧部可调节的胸罩，前开口的胸罩方便产后哺乳。当然，备孕时选购这些可能到怀孕时不能用，可以在身体有变化时再买。

4. 妊娠过程中阴道容易感染，需要每天更换内裤，应该多准备一些内裤。最好选择能够包裹住整个腹部的内裤，以避免腹部受寒。

孕妇装

怀孕3个月以后，孕妈妈小腹明显隆起，不再适合穿平时的衣服了。备孕时可以准备适合孕期穿的衣物。

1. 孕妇装要选择宽松的，穿在身上不感到紧，并能使鼓起的肚子不太明显的。样式和颜色最好以简单、朴素为主。色彩鲜艳如大红、大绿的图案在视觉上会让孕妈妈看起来比较臃肿，竖条形花纹能使孕妈妈看上去苗条一些。

2. 应该根据季节选择孕妇装。冬天需要保暖，要穿厚实、宽松的衣服，围好围巾。夏天应该简单、凉爽，最好穿孕妇裙，既宽松又凉快，外出时别忘了戴上凉帽。外出衣服要准备1~2套，平时的服装准备2~3套。绝不能穿瘦小、紧身的衣服，否则会影响血液循环，导致水肿，甚至威胁宝宝的健康。

当然，如果不确保是否能成功"中招"，也可以在确认怀孕后再买孕妇装，毕竟怀孕后过一段时间体形才会有变化，到时候再买也不晚。

鞋　子

购置新鞋的时候就要考虑是否适合孕期穿了。理想的鞋跟高度应该为2厘米左右，鞋底上要有防滑纹，鞋子要轻便、柔韧性好。建议选择软底布鞋、旅游鞋、帆布鞋等。备孕期，有一双舒适的鞋对女性来说是至关重要的。

床上用品

备孕夫妇需要充分的睡眠，所以，把床铺收拾得温馨舒适是很重要的。选择床上用品时可以参考以下建议。

1. 最好选择木板床，铺上较厚的棉被褥。

2. 枕头的高度以9厘米左右为宜。枕头过高会迫使颈部前屈而压迫颈动脉，引起脑缺氧。

3. 应该选择全棉被罩及床单，不建议使用化纤混纺织物。

4. 夏天选用蚊帐来避蚊，有利于孕妈妈安眠。

平衡好怀孕与大宝、事业

特殊岗位要早做调整

长时间从事辐射行业作业的女性，易出现月经不调，如果长期受到强辐射，还可能出现皮肤衰老加快，恶性肿瘤患病率增加的情况。即使怀孕，孕妈妈流产率升高，胚胎发育不良、畸形胎发生率升高。辐射还会导致头痛、失眠、心律失常等神经衰弱症状；男性则会引起精子活性降低，精子数量减少。为保护母胎身心健康，在怀孕之前3个月，职场备孕女性应该不接触或少接触与辐射相关的作业。一旦决定备孕，接触辐射、特殊化学物质的夫妻，建议和领导协调，换到别的岗位。

提前了解下产检假、产假、哺乳假

备孕的夫妇，特别是备孕女性，最好提前了解一下有关产检假、产假、哺乳假的相关信息，以便为怀孕后的相关事情做好准备。

怀孕后不能被辞退

《女职工劳动保护特别规定》有相关条款，用人单位不得因女职工怀孕、生育、哺乳降低其工资解除劳动或者聘用合同。

产检假算作劳动时间

《女职工劳动保护特别规定》有相关条款，怀孕女职工，在劳动时间内进行产前检查，应当算作劳动时间。

产假

《女职工劳动保护特别规定》有相关条款，国家法定的产假天数为98天，"全面三孩"政策落地至今，全国有25省份陆续将产假延长至128～158天。

哺乳假

《女职工劳动保护特别规定》有相关条款，对哺乳未满1周岁婴儿的女职工，用人单位不得延长劳动时间或者安排夜班劳动。用人单位应当在每天的劳动时间内为哺乳女职工安排1小时的哺乳时间，每多一胎多1小时。

谨慎选择是否当全职妈妈

随着教育越来越倡导示范作用，且宝宝0~3岁是情商教育的最佳时期，很多女性选择做一个全职妈妈，甚至有些女性在备孕期就选择辞职在家。这对于妈妈们今后重新就业是个极大的挑战，因为这段全职在家的经历很可能使个人的知识和能力滞后和下降。

当然，无论是被动还是主动选择做全职妈妈，都应从个体价值和社会价值等多个方面进行权衡考量，还应考虑长期在家可能带来的经济上和心理上的压力。

让大宝愉快地接受二宝

怀孕的事儿什么时候告诉大宝

一般来说，在决定要二孩的时候，爸爸妈妈就应该开始做大宝的心理建设了，如果大宝对这件事情的态度并不反感，那么可以在任何你觉得合适的机会将怀上二孩的消息告诉大宝。

如果你事先还没来得及征求大宝的意见，那么也可以先不说怀孕的事儿，先测试一下大宝的态度，观察孩子的反应，然后再选择合适的时机告诉大宝这个事实。

如果你是后者，切记一定要在时机成熟的时候尽早告诉大宝，及早沟通，能让孩子有足够的时间缓冲和接受这个事实，更容易达到良好的效果。

跟大宝描绘一下有弟弟或妹妹的好处

告诉大宝即将有一个特别好的玩伴，可以跟他一起玩耍，一起睡觉；大宝还可以充当二宝的老师，教二宝读诗、画画；二宝长大了会买生日礼物送给大宝等。

经常和大宝谈论肚子中的小宝贝

怀上二孩后，孕妈妈不妨经常和大宝谈论肚子里的小宝贝，通过怀胎十月，大宝从思想上逐渐接受并习惯家里即将有一个小弟弟或小妹妹的事实，那么后边的事情也变得容易多了。你不妨告诉大宝现在肚子里的小宝宝正在睡觉，或者在大宝吃东西的时候鼓励其给肚子里的小宝宝分一部分。

卵泡长到多大才会排卵?

产科主任医师

  许多备孕女性都做过 B 超监测排卵,想知道卵泡发育到多大才会排卵。经过大量数据统计,在排卵前 3 天卵泡直径平均值为 15 毫米,前两天为 18.6 毫米,前 1 天为 20.5 毫米。换句话说,卵泡发育到直径 20 毫米左右就快排卵了。

  需要强调两点:①上面的数值是测量了很多人后所得的平均值,具体到每个人会有所不同,但不会有太大差距。②卵泡在开始时发育比较慢,接近排卵日时发育得比较快,所以不要太早去做 B 超监测。

卵泡不破怎么办?

产科主任医师

  受精卵是由卵子和精子受精结合形成的,如果卵泡不能够自行破裂,那么卵子就无法排出,从而造成女性不怀孕。那么卵泡不破怎么办? 通过 B 超监测排卵,如果发现有优势卵泡却并不能自然排卵的患者可以在卵泡达到优势时肌注 HCG 促进卵泡排出,再在医生指导下进行同房。需要注意的是,促排卵药物种类繁多,药理作用各不相同,使用时应慎重,要在专家指导下使用,如果应用不当,不但不能达到治疗效果,可能还会导致多胎妊娠、流产,甚至发生卵巢过度刺激综合征。

卵子排出是什么感觉?

产科主任医师

①下腹疼痛。成熟卵子从卵巢表面排出，要冲破包裹卵子表面的一层薄膜滤泡。卵子排出时，滤泡内少量液体就会流入盆腔最低部位，造成少量出血，因此会有一侧下腹部发生疼痛，不过几小时后就好了。

②阴道分泌物增多。大多数女性随着排卵期临近，阴道分泌物逐渐增多，呈现稀薄乳白色；至排卵期分泌物量明显增多，并呈水样透明清亮，会感到阴部潮湿滑润，出现鸡蛋清样的条状黏液。

③子宫出血。卵巢除了排卵，还兼管着性激素的分泌。排卵前后因为体内雌激素分泌量的波动，导致少量子宫出血，这便是排卵期出血。

④体温稍高、乳房胀痛等。有些女性会出现体温稍高的情况，一些女性在排卵期还会出现乳房胀或乳头痛，有的甚至不能触碰乳头。

为了强化营养，多吃山珍海味是不是更好?

产科主任医师

许多人在备孕过程中为了强化营养，可能会选择一些平时不经常吃的山珍海味，认为这些东西营养价值高。其实，所谓的山珍海味无论是蛋白质质量，还是维生素、矿物质含量，都没有特别突出的地方，而且大多在加工过程中经多重工序，营养成分不断遭到破坏。所以，没必要刻意追求山珍海味。

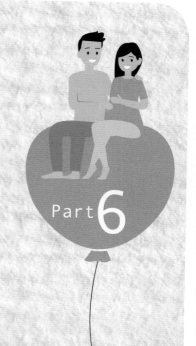

Part 6

怀孕之前 1 周，
等 "孕" 来

在适宜的环境受孕

尽量在家中受孕

受孕最好在家中进行，因为家中比较安静、卫生，且备孕夫妻对家庭环境又比较熟悉，在家中更为放松，有利于受孕。

- ✅ 专家在线问诊
- ✅ 科学备孕攻略
- ✅ 孕期知识百科
- ✅ 膳食营养指南

扫码获取

不宜受孕的时间

蜜月期	新婚前后，夫妻双方都为操办婚礼事宜而奔忙劳累，体力消耗很大，且休息不足，降低了精子和卵子的质量。此外，新婚蜜月期性生活频繁，也会影响受精卵在子宫内的着床环境，不利于优生
旅途中	旅途颠簸，饮食起居不规律，易营养不足，睡眠不够，身体疲惫，大脑皮层经常处于兴奋状态，会影响受精卵的生长或引起子宫收缩，出现流产或先兆流产，因此旅途中是不适宜怀孕的
炎热和严寒季节	怀孕早期正是胎儿大脑皮质初步形成的阶段。高温酷暑时，孕妈妈妊娠反应剧烈、食欲不佳，会导致机体消耗量大，从而影响胎儿的大脑发育。另外，严寒季节时，女性多在室内活动，新鲜空气少，接触呼吸道病毒的机会增多，容易患上感冒而影响胎儿的正常发育
饮酒后	如果女性饮了较多的酒，最好在饮酒1个月后再受孕，否则酒精会对生殖细胞造成损害，从而影响胎儿的正常发育
恶劣天气	研究显示，太阳活动所产生的物理效应及有害辐射，会使得生殖细胞的畸变概率增大。这是因为太阳黑子在爆发时放射出的强烈紫外线和高能带电粒子，会产生 X 线辐射，从而引起地磁、电离层扰动及自然界中的大气、温度、环境等的一系列改变，这些都会对人的身体造成冲击，影响生殖细胞。在恶劣的天气，如雷电交加、山崩地裂或日食、月食时，自然界中会产生强烈的 X 线，这时进行性生活，容易使精子和卵子由于受到辐射而发生畸变，获得高智商小宝宝的概率降低，严重的还会导致胎儿出生后智力低下

性生活里的助孕小窍门

性生活频率影响受孕概率

排卵期前减少性生活次数

一般来说，育龄女性在每个月经周期中只排一个卵子。而每个月最易受孕的时间仅为排卵日的前后2天。因此，掌握女性易孕期是生育的关键。

由于易孕期的存在，一部分夫妻认为既然1个月只排一个卵子，其余时间不能受孕，那么只需在每月排卵日过1次性生活就好，其余时间可以养精蓄锐。还有一部分夫妻则认为估计的排卵时间恐怕不准确，为了把握受孕机会，要进行极为频繁的性生活，几乎每天1次，以期受孕成功。其实，这两种想法都是不正确的。

如果性生活频率过低使得男性精子贮藏时间过长，会出现部分老化或失去竞游的活力。女性每月仅排卵1次，而卵子排出后也仅能保持十几小时的高峰时间，低频率的性生活也会很容易错过这个宝贵而短暂的受孕机会。如果性生活过于频繁，则会影响精子的数量和质量，质量不高的精子即使能遇上排卵日也未必能受孕。综合考虑，建议备孕夫妻在排卵期前适当减少性生活次数，养精蓄锐。

间隔多长时间再同房有助于优生

研究发现，禁欲24小时就能使精子储备迅速恢复。但还是有必要在计划受孕日前禁欲3~5天，届时再采取隔日同房1次的办法，这样比每天1次更能增加受孕成功率。但如果精子活力较差，每天同房1次可能更有助于提高精子的活力。建议生殖能力有问题的男性咨询医生后遵医嘱同房。

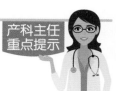

产科主任
重点提示

受孕具体实施过程

1. 预先测算好排卵时间。

2. 提前做好准备，夫妻共同操持家务，注意休息，保持体力。

3. 想办法放松心情；保证早睡早起，作息规律；夫妻一起晨练；一个人的时候听听音乐；闲暇时泡个澡放松自己。

4. 加强营养，多摄入优质蛋白质，如鱼类、瘦肉类、蛋类、奶类等。

5. 同房时，选择气候宜人、空气清新的时候，把房间收拾得整洁、清爽，营造温馨、浪漫的气氛，加强感情交流，提高夫妻性生活的质量。

怀孕之前 3 个月调整性生活频率

睾丸每天生成的精子数量虽然多，但是 1 次射精后，精子要经过将近 1 周的时间才能成熟。因此，在怀孕之前 2~3 个月的这段时间，建议每周最好进行 1~2 次性生活。到了怀孕之前 1 个月，可以在女性排卵期适当增加同房次数，以 2~3 天 1 次为佳。

选择合适的体位，助力受孕

子宫前位的同房方式

对于子宫前位的女性来说，合适的同房方式是男方俯卧在女方身体上，面对面进行。为了增加受孕机会，同房后女方可在臀下垫个枕头，使骨盆向上方倾斜，这样子宫颈就正好浸在精液池中，保持该姿势 1 小时即可。

子宫后位的同房方式

对子宫后位的女性来讲，同房方式可采用后入式，即男方从女方的后方进入。同房后女方可采用俯卧式，在腹部下垫个枕头，这样子宫颈也正好浸在精液池中，保持该姿势 1 小时即可。

但无论是子宫前位还是子宫后位，同房姿势都不能采用骑乘式和坐姿，否则，容易造成射精后精液外流，降低怀孕的可能性。

一次完美的性爱能提高"命中率"

夫妻双方均处于体力和性欲的最佳状态时，是最佳的受孕时机，有利于优生。在和谐的性生活中射精，精子活力旺盛，精液中营养物质和能量充足，能助力精子及早与卵子结合。女性在达到性高潮时，随着分泌的"爱液"增多，阴道酸碱度会发生变化，pH值升高，有利于大量精子向女性子宫内游动。由于上亿个精子中只有一个最强壮且带有优秀遗传基因的精子才能够成功与卵子结合，因此参与竞争的精子越多，孕育出高智商下一代的可能性越大。综上，夫妻双方应注意性生活的质量，争取在同时进入性高潮的时机受孕。

怀孕的甜蜜信号

困乏劳累

如果你此时已经怀孕了，那么，你会容易感到劳累，睡眠时长也有所增加，这是激素变化造成的。

白带增多

怀孕时白带开始增多。如果白带太多，可能伴有阴道炎症。如果白带中带有血丝或点状出血，一定要向医生咨询。

呕吐

怀孕之后最明显的反应之一就是呕吐。可能你会对某些气味特别敏感，或者特别讨厌某些食物。

基础体温上升

一般来说，排卵前基础体温较低，排卵后基础体温会升高，并且会持续2周左右，如果高温状态持续3周以上，基本上就可以确定为怀孕了。

停经

对于月经规律的女性来说，如果月经推迟1周以上，基本可以推测为怀孕了。但也有环境变化或精神刺激因素引起月经推迟或闭经的可能。

扫码获取

- 专家在线问诊
- 科学备孕攻略
- 孕期知识百科
- 膳食营养指南

怀孕和感冒不要傻傻分不清

产科主任
重点提示

怀孕初期有些征兆与感冒类似，如体温升高、头痛、精神疲乏、脸色发黄、忽然觉得怕冷，没有经验的孕妈妈很容易把这当成感冒来治疗。此时如果打针、吃药，会对胚胎造成很大伤害。因此，提醒广大备孕女性，需要用药的时候要考虑怀孕的可能性，避免错误用药。

确认怀孕的方法

验尿——准确率 99%

最常用的方法就是在家用"验孕试纸"检测，一般药店都有售。一般受精后 14 日，就可以测出来了，最好选择晨尿测试。一定要按照说明书操作，是把试纸插到尿液里，不是把尿液泼到试纸上。不管第二道线浅不浅，只要有印儿，就有很大可能怀孕了。要是显了两道杠，建议去医院检查确认。如果没显示两道杠，过几天再试。不需要买最贵的验孕试纸，因为它们的原理是一样的，如果便宜的没显两道杠，贵的也不一定显，或者贵的显了，再找根便宜的测，结果也是一样的。

基础体温——需要一直坚持测

基础体温是随月经周期而变化的，排卵后的基础体温比排卵前高出 0.3~0.5℃，并且高温持续 12~14 天，直至月经前 1~2 天或月经第 1 天才下降。如果继续测试 5~10 天，基础体温一直没有下降，那么可能是怀孕了。这种方法需一直坚持测基础体温，且准确性一般。

验血——准确率 100%（不用空腹）

验血是最准确的方法，卵子受精后 7 日即可在血清中检测出人绒毛膜促性腺激素（HCG），一般不需要空腹，静脉采血。如果不想多等几天验尿、观察基础体温，那么去医院验血是个不错的选择。验血不仅有着 100% 的准确率，还可以及时知道体内激素水平是否正常，判断是否需要补充黄体酮，为胎宝宝再添一道保障。

B 超——一般很少做

如果只是为了确认是否怀孕了，不建议去做 B 超，因为通常胚胎大于 45 天，B 超才能看到。但为了排除异位妊娠，确认怀孕 45 天后应去做一次 B 超检查。B 超是无创检查，没有辐射，孕妈妈不要抵触。

用验孕试纸那些事儿

尿液检测原理

所谓尿液检测，就是针对尿液中所含的 HCG 进行检查。HCG（Human Chorionic Gonadotropin）即人绒毛膜促性腺激素，是孕妈妈体内分泌的一种激素，这种激素存在于尿液及血液中。一般的验孕棒或验孕试纸就是利用装置内的单株及多株 HCG 抗体与尿液中的抗原结合呈现一定的反应，从而判定是否怀孕。

同房后多久能用试纸测出是否怀孕

验孕试纸的有效测试时间与女性体内所含的人绒毛膜促性腺激素（HCG）水平有关，如果 HCG 含量低，常常可能检测不出怀孕或者仅呈弱阳性而不易判断。一般对于月经比较规律的女性来说，月经推迟 6 天以后，就可以用验孕试纸来检测是否怀孕了。如果月经推迟了 11 天以上，就可初步判定是怀孕了。

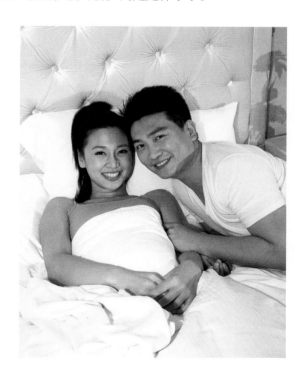

验孕试纸的使用方法

在使用验孕试纸前，请务必认真阅读产品说明，有些验孕试纸可能会指定必须用当天早上的第一次尿液，测试时请勿超过 MAX 线。

使用方法如下。

用洁净、干燥的容器收集尿液。最好用早晨的第一次尿液。

将试纸条上有箭头标志的一端垂直浸入装有尿液的容器中，约 3 秒后取出平放，30 秒至 5 分钟内观察结果。

结　果	具体表现
阳性（＋）	出现两条紫红色条带。一条位于测试区（T）内，另一条位于质控区（C）内，表明已怀孕
阴性（－）	仅质控区（C）内出现一条紫红色条带，在测试区（T）内无紫红色条带出现，表明未怀孕
无效	质控区（C）内未出现紫红色条带，表明操作过程不正确或试剂条已损坏或变质

使用验孕试纸的注意事项

1. 尽量采用早晨的第一次尿液进行检测，因为这个时候的激素水平最容易检测出来。如果其他时间想要进行检测，要保证尿液在膀胱中起码存有 4 小时再用于检测。

2. 不要为了增加尿液喝过多的水，这样会稀释激素水平。

3. 在检测之前要仔细阅读说明书，严格按照要求去做。

4. 一些药物可能会影响到测试的结果，所以一定要阅读清楚说明书。

5. 如果是异位妊娠，验孕试纸检测不出来。要确认是否为宫内妊娠，一定要去医院。

验孕试纸为什么会呈现弱阳

如果验孕试纸测到弱阳性（T 线颜色很淡），不要高兴得太早，这可能是假阳性。未孕的女性体内 HCG 值可以忽略不计，但是有一些因素，比如在黄体期进行激素治疗时注射过 HCG 针剂、有高脂血症等，可以导致 HCG 值升高。

但怀孕初期的 HCG 值有高有低，所以验孕试纸呈弱阳性也可能是怀孕。为了得到一个准确的结果，可以过两天再测一次，或者直接去医院做抽血检查。

半小时后 T 带出现颜色代表阳性吗

在做验孕试纸检测时，我们有时会发现 C 带很明显但 T 带几乎看不到，过了十几分钟或者半小时后 T 带却变得很明显了，这种情况是否算阳性？很遗憾，判读结果都是有时间限制的，一般在 5 分钟内判读有效，具体应按照说明书要求，超过判读时间即使出现阳性也是无效的。

T 带颜色的深浅和怀孕时间长短有关吗

一般情况下，T 带颜色越深，说明尿液中 HCG 浓度越高，可以进一步推论认为是怀孕时间越长。但也有可能是因为大量饮水导致尿液稀释，条带会变浅甚至检测不出；或是因为长时间未饮水导致尿液浓而使得条带颜色加深。

正规品牌的验孕试纸准确率为 99%

排卵是在月经周期的第 14 天左右，假设此时受精成功了，那么受精卵要产生 HCG 最快需要 6~7 天，而 HCG 真正开始大量分泌是在受精卵着床后。现在的验孕试纸敏感度提高了，一般月经推迟 2~3 天就能测出结果。

产科主任
重点提示

全面呵护胎宝宝

孕早期出现流产征兆时需测孕激素

如果孕早期出现腹痛、阴道出血等征兆时，在验血检查 HCG 值的同时，最好再测一下孕激素水平。

在现实生活中，孕 50～60 天胎停育的例子特别多，而且往往停得莫名其妙。面对孕 50～60 天这一"事故"高发期，孕妈妈应该特别当心。在这个时期内，孕妈妈们应注意不要发脾气，避免情绪激动，也不要长途旅行，更不能太劳累。

不可过量服用叶酸

叶酸是 B 族维生素的一种，母体摄入足量的叶酸，能够减少婴儿出生时大脑和脊椎缺陷的可能性。因此，女性宜在怀孕之前 3 个月和怀孕前 3 个月每天补充 400 微克叶酸。但叶酸摄入过多的孕妈妈，产下的婴儿易携带一种名为 677TMTHFR 的基因，科学家认为这种基因对健康会有负面影响，它可能会增加婴儿成年后患心脏病、癌症的概率，因此，孕妈妈们应控制好每天摄入叶酸的总量，千万不要过量。

存在叶酸代谢基因障碍的孕妈妈要额外补充叶酸

导致机体叶酸缺乏的原因有两个：一是叶酸摄入量不足，二是由于基因缺陷导致机体对叶酸的利用能力低下（叶酸代谢通路障碍）。科学研究发现，叶酸利用能力受遗传基因影响，如果与叶酸代谢相关的酶活性偏低（即相关基因功能异常），这一人群如按常量（400 微克／天）补充叶酸，机体叶酸水平也会不足。如果孕妈妈存在叶酸代谢基因障碍，需额外补充叶酸。

孕前没有补充叶酸需注意什么

如果孕前没有补充叶酸，那就要注意 3 件事情。

1 判断自己之前的饮食中是否摄入了足够的新鲜蔬果，以及富含蛋白质、铁、锌的食物。如果之前的饮食比较均衡，就不用太过担心。

2 要坚持产检，尤其是一些必要的排畸检查一定不能错过。只要产检时胎儿健康就没问题。

3 不能因为孕前没有补充叶酸，就在孕期过量补充。每天摄入的叶酸量不能超过1毫克，即除了正常饮食外，每天只需吃一片 0.4 毫克的叶酸片即可。5 毫克一片的叶酸补充剂，一般是要遵医嘱使用，不可自行补充，否则可能造成叶酸补充过量，导致锌缺乏，进而导致胎儿发育迟缓，低出生体重儿的概率增加。

孕妇能不能接种疫苗

孕妇能不能打防疫针，这是女性经常提出的问题。有些防疫针是孕妇绝对禁用的，有些防疫针是孕妇可以注射的，这主要由防疫针中所含疫苗的性质来决定。

孕妇可以注射的疫苗

孕早期时间段	药物影响
乙型病毒性肝炎疫苗（乙肝疫苗）	乙肝疫苗是灭活（死）疫苗，孕妇可以接种
狂犬疫苗	狂犬疫苗是灭活（死）疫苗，孕妇可以接种
破伤风类毒素和破伤风抗毒素	这两种疫苗孕妇均可接种，接种后会产生抗体，对新生儿也有保护作用，可谓是一人注射，母子同受
乙脑疫苗	乙脑疫苗对胎儿无害，孕妇可以接种

除上述几种疫苗外，其他疫苗应注意在注射前咨询医生。

孕早期用药对胎宝宝的影响

药物可能对胎儿产生不良影响，且在胎儿发育的不同时期用药，产生的影响也不同。

用药时间对胎儿的影响

孕早期时间段	药物影响
受精后 1 周内	此时受精卵尚未植入子宫内膜，孕妇用药一般无影响
受精后 8~14 天	这一时期服用药物，要么就是没有影响，要么影响就是致命的——受精卵不能顺利着床，或者发生自然流产
受精后 3~8 周	这一时期是胚胎器官发育的重要阶段，各器官的萌芽都在这一阶段内充分发育，最易受药物和外界环境的影响而产生形态上的异常，称为"致畸高度敏感期"。因此这一时期用药必须谨慎，即使是安全性大的药物也要在不影响治疗效果的情况下选择小剂量，而安全性小、有致畸不良反应的药物建议避免使用，具体情况应遵医嘱处置

预防感冒并谨慎用药

感冒对孕妈妈的危害大

感冒对普通人来说是常见病，不会出现严重的后果，但对孕妇来说就不同了，可能会造成以下两点危害。

感冒给孕妈妈带来的危害

感冒危害	具体表现
流产、早产和死胎率高	研究表明，孕期感染过流感病毒的孕妈妈，早产率为未感染过流感病毒孕妈妈的 1.5 倍，流产及死胎率为 1.8 倍。病毒也可能阻碍胎儿组织的正常发育，带来致命伤害，被感染的胎儿孕龄越小，造成的危害越大。此外，病毒性感冒时的高热也会严重损害胎儿
导致胎儿畸形	许多孩子的先天性心脏病都与母亲妊娠期患病毒性感冒有关。特别是在妊娠的前 3 个月内受到病毒感染，畸形儿的发生率更高

孕期这样预防感冒

在春季、冬季病毒性感冒流行的时节，孕妈妈应尽量避免到人多、空气污浊的地方去，应尽量避免与患感冒的人接触。外出时，建议出门戴口罩，回家用淡盐水漱口，勤洗手。在室内应注意多通风、保持室内清洁。适当做些体育锻炼，多到户外活动，多晒太阳，增强体质，提高机体对气候变化的适应能力。同时，要增加营养，提高机体免疫力。

阴道出血是先兆流产最直接的症状

引起阴道出血的原因是胚胎的绒毛从母体的子宫肌壁上剥离。若胚胎绒毛剥离的面积小，则阴道出血量少，胚胎的存活尚无大碍，还有保胎的希望，医学上称之为"先兆流产"。若胚胎绒毛剥离的面积大，则阴道出血量多，胚胎的营养供应受到严重影响，此时保胎的希望就很小了。

在孕 8 周前，因为胚胎的绒毛发育不成熟，与母体联系不牢固，稀疏的绒毛很容易从母体剥离。在这个时期若有激烈的性生活，或者过度的劳累、负重、搬扛重物、腹部撞击、长途旅行颠簸等，容易引起绒毛大面积剥离。

阴道出血伴腹部痉挛或腹痛可能是异位妊娠

如果出现腹部痉挛或腹痛及阴道出血症状，则有可能是异位妊娠。这时应尽早前往医院做超声检查，以确定妊娠位置。

若人绒毛膜促性腺激素（HCG）水平大于 2000 毫国际单位，则通过阴道超声检查可以见到宫内妊娠；若 HCG 水平大于 6000 毫国际单位，则通过腹部超声就可以见到宫内妊娠。如果通过超声检查看不到妊娠，有可能为异位妊娠。另外，还可以通过孕激素水平来判别是否为异位妊娠。异位妊娠的孕激素水平比较低，若孕激素小于 5 纳克／毫升，则胚胎为异常胚胎；若孕激素达到 20 纳克／毫升，则为正常妊娠。

孕早期阴道出血怎么办

先兆流产、胚胎停育、异位妊娠都有着孕早期阴道出血的症状。孕妈妈如果发现内裤上有血色或褐色分泌物，就要立即去医院。如果忽视了这一症状，延误了采取措施的时间，不适当休息，任其发展下去就会发生流产。医生一般会进行阴道检查，确认出血是否来自子宫，再做 B 超检查确认是否为异位妊娠。如果不是异位妊娠，排除了因胚胎发育异常而导致的出血，医生接下来会给孕妈妈查孕酮水平。孕酮低的孕妈妈需要补充孕酮，可以注射孕酮针，也可以服用补孕酮的药物。

做完 X 射线检查后
发现怀孕怎么办

放射线的剂量和时长很重要

　　不少女性在做完 X 射线检查后发现自己怀孕了，因此很担心。放射线的影响主要取决于接受的剂量和时长。

X 射线剂量对胎儿的影响

放射线的剂量	对胎儿的影响
小于 0.05GY	未发现有致畸的证据
大于 0.1GY	致畸的可能性比较高
大于 0.25GY	会导致小头、智力低下及中枢神经系统畸形
大于 1.0GY	可导致放射病及发育迟缓
达到 4.5GY	接受者中的 50% 胎儿死亡，存活者可发生恶性肿瘤

注：照射时间是在排卵 2 周以内，可按照"全或无"定律处理

让胎宝宝自己做选择

　　一般来说，妊娠期用了药、饮了酒、做了 X 射线检查或出现其他情况，胚胎自己会做出正确的选择，适者生存，脆弱的胚胎会被淘汰出局，而生命力强的胚胎会很顽强地活下来，成为优良的"种子"。因此，建议孕妈妈咨询医生意见，不要不分青红皂白地终止妊娠。

算一算你的预产期

按末次月经推算

预产期月份

末次月经的月份减3或加9。如果末次月经是在3月份以后，就在这个月份上减去3，相当于第2年的月份；如果末次月经是在3月份或3月份之前，就在这个月份上加9，相当于当年的月份。例如，如果末次月经是2020年5月，则5-3=2（月），即预产期为2021年的2月份；如果末次月经是2020年2月，则2+9=11（月），预产期就是2020年的11月份。

预产期日期

末次月经第1天日期加7。如果得数大于30，则将其减去30，得到的数就是预产期的日期，预产期月份则随着加1。例如，如果末次月经的第1天是6日，则6+7=13（日），预产期就是13日。如果末次月经的第1天是24日，则24+7=31（日），预产期就是31-30=1日。

以上的推算法仅针对经期为28天的孕妈妈。如果月经周期是35天，则预产期要推迟7天；月经周期是25天，则预产期要提前3天。

按引起妊娠的性生活日期推算

从性生活日期算起的第266天，即为预产期。

根据B超检测推算预产期

多数女性通常都是在末次月经的1个月后才意识到自己怀孕了，很难确切地说出最后一次来月经的日子。还有些女性的月经周期并不是很规律，所以很难计算出准确的预产期。这种情况下就需要结合B超检查来推算了。通过测量子宫与胎儿的大小来估算出末次月经第一天的日期，再推算预产期。一般来说，妊娠8周就可以通过B超检测估计胎龄了。对于规律者，可以在妊娠11~13周做NT检查（胎儿颈后透明层厚度检查）时同时完成对孕周的核对。

预产期日历——一眼看出预产期

1月（Jan）

日期	1	2	3	4		
预产期	10/8	10/9	10/10	10/11		
日期	5	6	7	8	9	10	11
预产期	10/12	10/13	10/14	10/15	10/16	10/17	10/18

5(10/12) 6(10/13) 7(10/14) 8(10/15) 9(10/16) 10(10/17) 11(10/18)
12(10/19) 13(10/20) 14(10/21) 15(10/22) 16(10/23) 17(10/24) 18(10/25)
19(10/26) 20(10/27) 21(10/28) 22(10/29) 23(10/30) 24(10/31) 25(11/1)
26(11/2) 27(11/3) 28(11/4) 29(11/5) 30(11/6) 31(11/7)

末次月经起始日　预产期

2月（Feb）

1(11/8) 2(11/9) 3(11/10) 4(11/11)
5(11/12) 6(11/13) 7(11/14) 8(11/15) 9(11/16) 10(11/17) 11(11/18)
12(11/19) 13(11/20) 14(11/21) 15(11/22) 16(11/23) 17(11/24) 18(11/25)
19(11/26) 20(11/27) 21(11/28) 22(11/29) 23(11/30) 24(12/1) 25(12/2)
26(12/3) 27(12/4) 28(12/5)

3月（Mar）

1(12/6) 2(12/7) 3(12/8) 4(12/9)
5(12/10) 6(12/11) 7(12/12) 8(12/13) 9(12/14) 10(12/15) 11(12/16)
12(12/17) 13(12/18) 14(12/19) 15(12/20) 16(12/21) 17(12/22) 18(12/23)
19(12/24) 20(12/25) 21(12/26) 22(12/27) 23(12/28) 24(12/29) 25(12/30)
26(12/31) 27(1/1) 28(1/2) 29(1/3) 30(1/4) 31(1/5)

4月（Apr）

1(1/6) 2(1/7) 3(1/8) 4(1/9)
5(1/10) 6(1/11) 7(1/12) 8(1/13) 9(1/14) 10(1/15) 11(1/16)
12(1/17) 13(1/18) 14(1/19) 15(1/20) 16(1/21) 17(1/22) 18(1/23)
19(1/24) 20(1/25) 21(1/26) 22(1/27) 23(1/28) 24(1/29) 25(1/30)
26(1/31) 27(2/1) 28(2/2) 29(2/3) 30(2/4)

5月（May）

1(2/5) 2(2/6) 3(2/7) 4(2/8)
5(2/9) 6(2/10) 7(2/11) 8(2/12) 9(2/13) 10(2/14) 11(2/15)
12(2/16) 13(2/17) 14(2/18) 15(2/19) 16(2/20) 17(2/21) 18(2/22)
19(2/23) 20(2/24) 21(2/25) 22(2/26) 23(2/27) 24(2/28) 25(3/1)
26(3/2) 27(3/3) 28(3/4) 29(3/5) 30(3/6) 31(3/7)

6月（Jun）

1(3/8) 2(3/9) 3(3/10) 4(3/11)
5(3/12) 6(3/13) 7(3/14) 8(3/15) 9(3/16) 10(3/17) 11(3/18)
12(3/19) 13(3/20) 14(3/21) 15(3/22) 16(3/23) 17(3/24) 18(3/25)
19(3/26) 20(3/27) 21(3/28) 22(3/29) 23(3/30) 24(3/31) 25(4/1)
26(4/2) 27(4/3) 28(4/4) 29(4/5) 30(4/6)

注：表中3月、4月、5月、7月、12月，与公式计算法相比，预产期会相差1~2天。之所以出现这种情况，是因为公式计算法是按照经期为28天的标准计算的，而预产期日历是以实际日期逐日推算的，并且有的月份天数不一样。孕妈妈可以根据实际情况自行选择便于自己计算的方法。

7月（Jul）

1 (4/7)	2 (4/8)	3 (4/9)	4 (4/10)			
5 (4/11)	6 (4/12)	7 (4/13)	8 (4/14)	9 (4/15)	10 (4/16)	11 (4/17)
12 (4/18)	13 (4/19)	14 (4/20)	15 (4/21)	16 (4/22)	17 (4/23)	18 (4/24)
19 (4/25)	20 (4/26)	21 (4/27)	22 (4/28)	23 (4/29)	24 (4/30)	25 (5/1)
26 (5/2)	27 (5/3)	28 (5/4)	29 (5/5)	30 (5/6)	31 (5/7)	

8月（Aug）

1 (5/8)	2 (5/9)	3 (5/10)	4 (5/11)			
5 (5/12)	6 (5/13)	7 (5/14)	8 (5/15)	9 (5/16)	10 (5/17)	11 (5/18)
12 (5/19)	13 (5/20)	14 (5/21)	15 (5/22)	16 (5/23)	17 (5/24)	18 (5/25)
19 (5/26)	20 (5/27)	21 (5/28)	22 (5/29)	23 (5/30)	24 (5/31)	25 (6/1)
26 (6/2)	27 (6/3)	28 (6/4)	29 (6/5)	30 (6/6)	31 (6/7)	

9月（Sep）

1 (6/8)	2 (6/9)	3 (6/10)	4 (6/11)			
5 (6/12)	6 (6/13)	7 (6/14)	8 (6/15)	9 (6/16)	10 (6/17)	11 (6/18)
12 (6/19)	13 (6/20)	14 (6/21)	15 (6/22)	16 (6/23)	17 (6/24)	18 (6/25)
19 (6/26)	20 (6/27)	21 (6/28)	22 (6/29)	23 (6/30)	24 (7/1)	25 (7/2)
26 (7/3)	27 (7/4)	28 (7/5)	29 (7/6)	30 (7/7)		

10月（Oct）

1 (7/8)	2 (7/9)	3 (7/10)	4 (7/11)			
5 (7/12)	6 (7/13)	7 (7/14)	8 (7/15)	9 (7/16)	10 (7/17)	11 (7/18)
12 (7/19)	13 (7/20)	14 (7/21)	15 (7/22)	16 (7/23)	17 (7/24)	18 (7/25)
19 (7/26)	20 (7/27)	21 (7/28)	22 (7/29)	23 (7/30)	24 (7/31)	25 (8/1)
26 (8/2)	27 (8/3)	28 (8/4)	29 (8/5)	30 (8/6)	31 (8/7)	

11月（Nov）

1 (8/8)	2 (8/9)	3 (8/10)	4 (8/11)			
5 (8/12)	6 (8/13)	7 (8/14)	8 (8/15)	9 (8/16)	10 (8/17)	11 (8/18)
12 (8/19)	13 (8/20)	14 (8/21)	15 (8/22)	16 (8/23)	17 (8/24)	18 (8/25)
19 (8/26)	20 (8/27)	21 (8/28)	22 (8/29)	23 (8/30)	24 (8/31)	25 (9/1)
26 (9/2)	27 (9/3)	28 (9/4)	29 (9/5)	30 (9/6)		

12月（Dec）

1 (9/7)	2 (9/8)	3 (9/9)	4 (9/10)			
5 (9/11)	6 (9/12)	7 (9/13)	8 (9/14)	9 (9/15)	10 (9/16)	11 (9/17)
12 (9/18)	13 (9/19)	14 (9/20)	15 (9/21)	16 (9/22)	17 (9/23)	18 (9/24)
19 (9/25)	20 (9/26)	21 (9/27)	22 (9/28)	23 (9/29)	24 (9/30)	25 (10/1)
26 (10/2)	27 (10/3)	28 (10/4)	29 (10/5)	30 (10/6)	31 (10/7)	

孕吐来了，别惊慌

大多数孕妈妈都会孕吐

孕吐俗称害喜，是孕妈妈在怀孕初期的一种十分常见的生理反应，主要表现为对某些气味比较敏感或对某些食物比较厌恶，造成吃下的东西很快就吐出来。出现孕吐反应也不要惊慌，大多数的孕妈妈都会有这种症状，一般的早孕呕吐不会对孕妈妈造成危害。

孕吐是胎宝宝发来的警报

孕吐是来自胎儿自我保护的本能。人们日常生活所吃的食物含有对人体有轻微损害的毒素，这些毒素并不对健康构成威胁，也不会出现不良反应。但这些毒素会影响胎儿的正常生长发育，所以胎儿分泌大量激素以增强孕妈妈孕期嗅觉和呕吐中枢的敏感性，最大限度地将毒素拒之门外，来保护自己的正常发育。

缓解孕吐的饮食策略

尽量避开让自己感到恶心的东西	如果油烟、刺激气味等让你感到恶心，试着避开，随身准备一些让你有食欲的食物
少食多餐是个好选择	最好将以前的一日三餐分成5~6次进食，每次少吃点，多吃几次。注意选择易消化的食物，可以让孕妈妈的胃舒服一些
想办法让自己吃，吃自己喜欢吃的也未尝不可	孕妈妈在没有食欲的时候，不必强迫自己进食，但是不要在有食欲的时候也不敢吃。孕吐间隙只要能够进食就要大胆吃，选择自己想吃的东西吃。此时不要让自己饿肚子，对于食物选择不要过分禁忌，即使你想吃的东西营养价值不是那么高，也比不吃好
多吃可缓解孕吐又有营养的食物	如果你没有特别的偏好，那么不妨选择下边这些食物，既能缓解孕吐，又富有营养。比如燕麦面包、麦片粥、杂粮粥、杂豆饭、牛奶、酸奶、水煮蛋、蒸蛋羹、馄饨、各种新鲜的蔬菜和水果等
两餐之间补充水分	正餐时不要多喝，可随时少量喝水。不要"豪饮"，短时间内喝水更容易引发恶心。如果呕吐很频繁，可以尝试少量含有葡萄糖、盐、钾的运动饮料，这能帮助孕妈妈补充流失的电解质

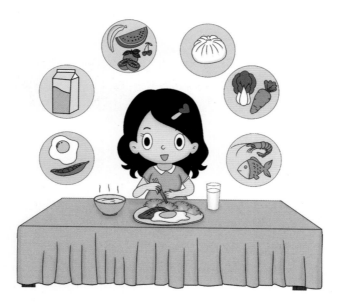

此时，一般对油腻食物较反感，所以饮食应适口、易消化、清淡少油腻。多选择汆、炖、清蒸等少油的烹调方法。

放松心情能减轻呕吐

孕妈妈在孕期要放松，保持良好的心态，在应对孕吐的时候做到这一点也非常重要，心事重重、疑虑担忧会让妊娠反应更加严重。

首先孕妈妈要认识到孕吐是正常现象，要从心理上接纳自己的改变，接受怀孕给自己带来的这些不适，珍惜自己目前的感受。只要孕吐在正常范围内，是不会影响胎宝宝发育的，同时要了解一些相应的科学知识，多与其他正能量的孕妈妈交流，解除心理压力，也可以多和自己的产检医生交流。

出现妊娠剧吐要及时就医

程度较轻的孕吐是不会影响正常妊娠的，但是也有少数孕妈妈早孕反应较重，发展为妊娠剧吐，这个时候就需要就医了。

那么什么程度的孕吐属于妊娠剧吐呢？一般来说，孕吐呈持续性，无法进食或喝水，体重消瘦特别明显，体重下降超过 2.5 千克；出现严重的电解质紊乱和严重的虚脱，甚至发生生命体征的不稳定；孕吐物除食物、黏液外，还有胆汁和咖啡色渣物。这时应及时到医院检查。

验孕试纸出现误差是什么原因造成的?

产科主任医师

验孕试纸偶尔也会出现误差,常见的原因有下面两点。

1. 验孕试纸不够灵敏。已怀孕,但验孕试纸显示没有怀孕,这种情况便是验孕试纸不够灵敏造成的。也可能是因为验孕试纸过期或质量有问题。未怀孕,但验孕试纸显示已怀孕,为验孕试纸太灵敏。各种验孕试纸都是通过测试体内的人绒毛膜促性腺激素(HCG)来确定是否怀孕。HCG存在于每一个人体内,只是量的差别而已。有些试纸因为太敏感,即使量少也可能呈现阳性,造成怀孕的假象。

2. 检验时间。太早或太晚验,都可能干扰检验结果。有些女性在同房后2~3天就验孕,往往验不出正确的结果。有些女性则在怀孕一段时间后才验,但是因为HCG值会随着怀孕周数增加而增加,如10周后HCG值可能达到10万以上,而一般的验孕试纸在超过一定的数值后就验不出来了。所以,最好在月经推迟2~3天后验孕。

同房时有性高潮,生男孩概率大吗?

产科主任医师

民间流传着各种各样的"生男秘籍","同房时有性高潮生男孩的概率比较大"就是其中之一,但这个说法是没有科学依据的。生男生女,主要取决于跟卵子结合的精子。如果精子中X染色体与卵子的染色体结合就是女孩;如果精子中Y染色体与卵子染色体结合,就是男孩。但是一次射精有几亿个精子,最后究竟是哪个精子与卵子结合,是一个随机性的问题。在生男生女的问题上,备孕夫妻要顺其自然。

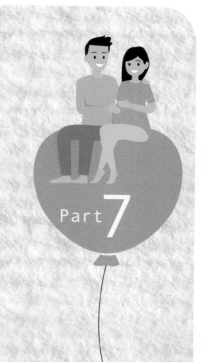

Part 7

调养好病症，
为"好孕"扫清障碍

"好孕"的障碍——月经不调

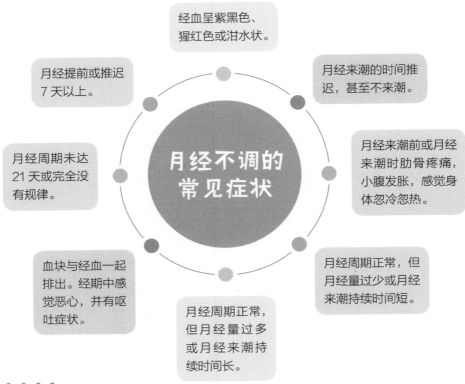

经血呈紫黑色、猩红色或泔水状。

月经提前或推迟7天以上。

月经来潮的时间推迟，甚至不来潮。

月经周期未达21天或完全没有规律。

月经不调的常见症状

月经来潮前或月经来潮时肋骨疼痛，小腹发胀，感觉身体忽冷忽热。

血块与经血一起排出。经期中感觉恶心，并有呕吐症状。

月经周期正常，但月经量过多或月经来潮持续时间长。

月经周期正常，但月经量过少或月经来潮持续时间短。

扫码获取
- 专家在线问诊
- 科学备孕攻略
- 孕期知识百科
- 膳食营养指南

月经不调不仅仅是妇科的事

产科主任重点提示

许多女性发生月经不调后，只是从子宫发育不全、急慢性盆腔炎、子宫肌瘤等妇科疾病考虑，一旦检查结果没有问题，就觉得是小事，而忽视了其他原因。殊不知，许多不良习惯也可能导致月经不调。不要以为月经不调没有器质性问题就高枕无忧了，要及时发现日常生活中的不良习惯，及时纠正，以免因为月经不调影响怀孕。

什么情况下应治疗

一是当月经周期、持续时间、出血总量、经血颜色等异常时，应到医院接受检查。

二是当月经来潮推迟或月经连续三个周期不来潮时，应及时接受专业治疗。

三是当月经推迟演变成闭经而导致不孕时，需要接受较长时间的治疗。

不良习惯导致月经不调

起居无度

有些女性喜欢熬夜，经常半夜两三点才睡觉，一觉睡到第二天中午，或者经常出差，倒时差……这些不良的起居习惯都会导致月经来潮推迟甚至闭经。另外，如果经期受寒冷刺激，会使盆腔内的血管过分收缩，引起月经过少甚至闭经。因此，备孕女性尤其需要注意日常生活规律，避免劳累过度，经期要防寒避湿。

情绪异常

有些女性遇事胡思乱想，做决定纠结，心思重，易怒。不自觉焦虑，时常觉得压力大。长期精神压抑、生闷气或遭受重大精神刺激和心理创伤，都可导致月经失调、痛经或闭经。这是因为卵巢分泌的激素受脑垂体和下丘脑的控制，情绪不稳定会影响月经周期。所以备孕的女性要尽量保持心情愉快。

过度节食

有研究表明，女性过度节食，导致机体能量摄入不足，造成体内大量脂肪和蛋白质被消耗，致使雌激素合成障碍，影响月经来潮，甚至经量稀少或闭经。因此，追求身材苗条的备孕女性尤其要注意，切不可盲目节食。

嗜好烟酒

烟雾中的某些成分和酒精可以干扰月经，引起月经不调。据调查研究发现，每天吸烟1包以上或饮高度数白酒100毫升以上的女性中，月经不调者是不吸烟、不喝酒女性的3倍。因此，备孕女性要戒烟戒酒。

恶性循环的肥胖和月经不调

研究表明，女性长期月经推迟或经量稀少，甚至闭经，就很容易肥胖。中医认为，月经可以排出子宫内累积的毒素，建立新的循环；如果月经经常紊乱，体内毒素就会越积越多，最终诱发肥胖。

很多胖姑娘都有爱吃甜腻食品、不爱运动、进食量过大等习惯，这些习惯会导致体内脂肪堆积过多，造成脂肪代谢和糖代谢障碍，进而影响体内雌激素的分泌，最终导致月经不调。

肥胖与月经不调相互作用，女性肥胖的原因很大部分来自月经不调，而月经不调是由不良生活习惯导致的，不良的生活习惯引起肥胖，肥胖又引起月经不调，二者形成恶性循环，最终难以遏制。月经不调会引起和加重肥胖，而肥胖又会反作用于女性导致月经不调。

因此，如果你正在备孕，又是一个胖姑娘，就要养成良好的生活习惯，少吃甜腻食物，每天坚持适量运动，找回规律月经。

饮食调养月经不调

1.吃一些滋阴补肾、健脾祛湿的食物，如人参、大枣、山药、枸杞子、粳米、薏米、山楂、白鸽肉、鳖甲等，对于肝肾不足、痰湿阻滞导致的血行不畅之闭经性不孕症有很好的调养作用。

2.吃一些有凉血清热功效的食物，如兔肉、芹菜、藕片、木耳等。

3.饮用煲汤对于肝肾不足引起的月经不调有很好的调养功效。

4.补充铁质，以免发生缺铁性贫血，如绿色蔬菜、瘦红肉、坚果、水果干等。

艾灸调治月经不调

所需药材：乳香10克，没药10克，沉香15克，丁香15克，五灵脂20克，青盐适量。

准备工作：将上述药材一同研成细末，装瓶备用。

具体方法：将脐部常规消毒，用棉布条做一个圈围在脐周，然后用上述药末填满，外盖薄生姜片，以防艾灸时烫伤皮肤。以艾炷灸之，连灸5~6次，以腹内温热舒适为度。隔天1次。

严重的痛经要在孕前调理好

痛经是指月经来潮前后或月经来潮期间，下腹和腰部出现痉挛性疼痛。如果痛经严重影响日常生活，甚至让人无法做任何事情，则说明情况比较严重，会影响怀孕，孕前一定要到医院检查、治疗，为怀孕扫清障碍。

痛经的类型：原发性和继发性

痛经分为"原发性痛经"和"继发性痛经"两类。

原发性痛经，又称功能性痛经，是指没有生殖器官实质性病变的痛经，占痛经的 90% 以上。

继发性痛经，又称次发性痛经或再发性痛经，是指有生殖器官发生病变而导致的痛经，常见原因是盆腔炎、子宫内膜异位症、子宫腺肌症等。这种痛经是需要治疗的。

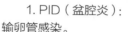

产科主任
重点提示

1. PID（盆腔炎）：输卵管感染。

2. 子宫肌瘤：子宫肌壁内良性肿瘤（不是癌症）。

3. 子宫内膜异位症：子宫的内膜细胞到子宫外的地方生长。

痛经的临床表现

原发性痛经

原发性痛经一般在月经初潮后 1~2 年出现，疼痛通常发生在月经前期，或在来月经的当天，持续 1~3 天。

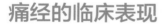

伴随
症状

- 消化不良、食欲缺乏、腹泻等肠胃疾病，以及恶心、呕吐等症状。
- 小便不畅、易水肿、乳房疼痛等症状。
- 心跳加剧、易受惊、脸发热、晕眩等神经性症状。
- 头部、四肢、全身酸痛，手脚酥麻、冰冷等症状。

继发性痛经

继发性痛经一般都在初潮后几年才会出现症状，即原来没有痛经现象，后来才开始感觉疼痛，且痛经程度会越来越严重。继发性痛经开始得晚一点，疼痛发生在月经周期的早期，疼痛程度及持续时间都甚于原发性痛经。

原发性痛经可能由不良生活习惯导致

经期前或经期中喜食冷饮，吃生的蔬菜、寒性水果，或在来月经时受了风寒；经常熬夜致肝火旺盛，以及过度节食导致肝脾两虚等不良生活习惯，都是引发原发性痛经的主要原因，可以通过以下方法调养。

生活调养

- 保持身体温暖，尤其是痉挛及充血的骨盆部位；也可在腹部放置热敷垫或暖水袋，一次敷数分钟。
- 经期前1周，在温水浴缸里加入1杯海盐及1杯碳酸氢钠，泡20分钟，有助于松弛肌肉及缓解痛经。
- 在月经来潮前夕，步行或进行其他适度的运动，有助于减轻月经期间的不适感。
- 经常食用具有理气活血作用的蔬菜和水果，如荠菜、香菜、生姜等。身体虚弱、气血不足者，宜常吃补气、补血、补肝肾的食物，如鸡肉、鸭肉、动物肝肾、鱼类、豆类等。

饮食调养

- 在月经来潮前3~5天内应进食易于消化吸收的食物，不宜吃得过饱，尤其应避免进食生冷食物，以免诱发或加重痛经。
- 月经来潮时，更应避免一切生冷及不易消化和刺激性的食物，如辣椒、生葱、生蒜、胡椒、烈性酒等。在此期间，痛经者可适当吃些有酸味的食品，如酸菜、食醋等，酸味食品有缓解疼痛的作用。
- 痛经者无论在经前或经后，都应保持大便通畅，尽可能多吃些香蕉、芹菜、红薯等食物。

中医调理

对于原发性痛经，西医通常是给予止痛药治疗，没有更好的方式彻底治疗；而中医是根据个人体质及症状进行调理，将子宫环境调回到正常状态，达到自然止痛的效果。此外，经期配合腹部热敷、穴位按摩或适当的运动，也有助于缓解痛经。

拔罐关元穴调养痛经

具体位置： 身体前正中线上，脐下3寸。

快速取穴： 仰卧姿势，除拇指外，四指并拢横放在肚脐下方，肚脐下正中线与小指交叉的地方即是关元穴。

具体方法： 在关元穴部位用拔火罐吸拔至皮肤出现瘀红，一次10~20分钟，每日1次。一般3次可有效缓解症状，尤其在每次月经来潮前1周为最佳治疗时期。

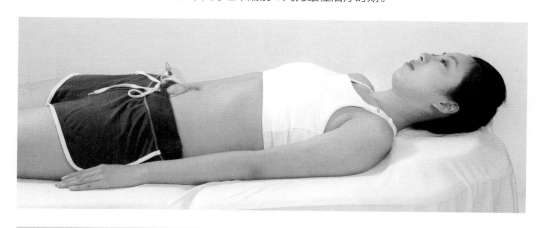

痛经出现异常及时就医

当痛经有以下异常信号时应特别注意，必要时要及时就医。

剧烈的疼痛	止痛药增加	疼痛指数增加
已经痛到发冷、颤抖、呕吐、无法起身，甚至快晕倒休克，或是已经严重干扰日常生活及工作。	假如有吃止痛药的习惯，渐渐出现剂量加大的情形。	观察生理期数月，当疼痛的程度、频率、天数都超过以前时，尤其又伴有出血量增加的现象。

以上都是提醒你子宫可能发生变化的信号，应及时就医检查。

多囊卵巢综合征这样备孕

肥胖并伴有月经异常的女性需要注意，如果你通过节食也无法控制体重，并且月经几个月才来一次或干脆闭经，还长了许多小痘痘，那么你有可能已经患上了多囊卵巢综合征。患了多囊卵巢综合征的女性，有些人不治疗也能怀孕，而有些人则需要做好打持久战的准备。

什么是多囊卵巢综合征

多囊卵巢综合征（PCOS）是生育年龄妇女常见的一种复杂的内分泌及代谢异常所致的疾病，以稀发排卵或无排卵、高雄性激素、胰岛素抵抗、卵巢多囊等为特征，是最常见的女性内分泌疾病。因持续无排卵，严重情况下会使子宫内膜过度增生，增加子宫内膜癌的风险。

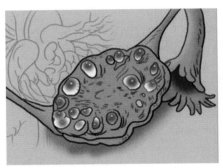

卵巢有很多小而不成熟的卵泡

多囊卵巢综合征的症状

月经异常	月经不规律、月经稀发、量少或闭经（停经时间超过 3 个月或以往月经周期≥6 个月）
高雄性激素表现	多毛，较常见，发生率可达 69%。可见上唇、下颌、胸、背、小腹正中部、大腿上部两侧及肛周的毳毛增粗、增多。同时可伴有痤疮、面部皮脂分泌过多、声音低粗、阴蒂肥大、出现喉结等男性化征象。黑棘皮症，阴唇、颈背部、腋下、乳房下和腹股沟等处皮肤褶皱部位出现灰褐色色素沉着，呈对称性
不孕	由于长期不排卵或稀发排卵，患者多合并不孕症，有时可有偶发性排卵或流产，发生率可达 74%
肥胖	体重超标 20% 以上，体重指数≥25 者占 30%～60%。肥胖多集中于上身，多自青春期开始，随年龄增长而逐渐加重
卵巢增大	少数病人可通过一般妇科检查触及增大、质地坚韧的卵巢，大多则需 B 超检查确定

如何预防和治疗多囊卵巢综合征

针对多囊卵巢综合征的药物治疗目前尚未明确，而生活方式调整是非常重要的手段。早期干预有利于预防糖尿病和心血管疾病的发生。

饮食干预

1. 少食多餐，控制摄入的总能量，每餐七分饱即可。
2. 可适当减少主食摄入量，但不可不吃主食。
3. 平衡膳食，每类食物的营养成分都不一样，只有多种食物的平衡膳食才能达到合理、健康。

运动干预

运动的主要目标是减少脂肪，尤其是内脏脂肪，体重下降有助于多囊卵巢综合征患者的生殖和代谢异常得到明显改善。

建议每周运动 3 次，每次 40 分钟以上，在身体能够承受的范围内，不低于中等强度运动，以中速跑、跳绳等有氧运动为主，再配合适当的力量训练。

多囊卵巢综合征患者如何备孕

多囊卵巢综合征影响怀孕的主要症结在于稀发排卵或无排卵，稀发排卵者有自然受孕的可能，只是概率较低。多数情况下，还是需要促排卵治疗。那么，多囊卵巢综合征女性如何成功怀孕呢？

准备工作	基础治疗	心理治疗
调整生活方式和减轻体重（帮助恢复自发排卵，或提高对促排卵药的敏感性）。	促排卵（能促进卵泡正常发育）促性腺激素（适用于促排卵药物治疗失败的患者）。如果促排药物治疗无效，还可选择辅助生殖技术，如"试管婴儿"。	不孕不育患者一般心理压力都很大，因此应当进行心理调整，进行自我激励、自我放松，解除忧虑的情绪。

卵巢囊肿是否影响备孕

什么是卵巢囊肿

卵巢囊肿属广义上的卵巢肿瘤的一种，各种年龄均可患病，以20~50岁的女性最为多见，在临床上多表现为小腹疼痛、小腹不适、白带增多、白带色黄、白带异味、月经失常，有时会发生性交疼痛。

卵巢囊肿会影响备孕吗

卵巢囊肿有很多类型，可以分为生理性囊肿（最为常见）、良性肿瘤、恶性肿瘤。要判断是否影响怀孕，得从囊肿的类型、大小和性质三方面上来判断。

1 囊肿>5厘米，并且有逐渐增大的趋势，这种情况下如果不进行治疗就会影响怀孕，因此要先做手术再备孕。

2 如果是良性肿瘤，比如巧克力囊肿，就会干扰备孕，因为它会影响卵巢功能，影响卵泡的正常发育，导致不孕。

3 如果是生理性囊肿（滤泡囊肿、黄体囊肿），内容物多为清亮的液体，不会影响到正常的排卵功能，不影响怀孕。

得了卵巢囊肿，必须做手术吗

每个女性都可能存在卵巢囊肿，只是程度轻重不一。卵巢囊肿分为生理性的和病理性的，生理性卵巢囊肿调理后可能自己消失；病理性卵巢囊肿可能就需要手术治疗了。

卵巢囊肿术后该如何调养

如果做了卵巢囊肿的切除手术，一定要注意手术后的调养。

1 术后不要吃油腻食物，少吃含激素、高蛋白质、高脂肪、精加工的食物，如鸡蛋、黄豆、蜂王精等，避免脂肪堆积，不利于伤口愈合。

2 多吃粗粮，适量食用蔬菜和水果，多补充水分。

3 不要劳累，要适当锻炼，保持愉悦的心情。

4 一年做一次妇科检查，以了解自身身体状况。

宫颈糜烂不是病，不会影响备孕

提起宫颈糜烂，很多女性都深受其扰。其实，宫颈糜烂不是病，不过是组织柱状上皮外移，常受激素影响导致，是正常的生理现象。

什么是宫颈糜烂

正常情况下，子宫颈的表面是粉红色、光滑的，发生糜烂时子宫颈表面会发红、粗糙，有小颗粒，可能还覆盖淡黄色的脓性分泌物。根据糜烂面积可分为三级：轻度，糜烂面积小于整个宫颈面积的1/3；中度，糜烂面积占1/3~2/3；重度，糜烂面积达2/3以上。

《妇产科学》教材中，已取消"宫颈糜烂"这个病名，并且说明宫颈糜烂与宫颈癌并没有直接因果关系。

糜烂的真正原因与内分泌有关，主要是性激素使子宫颈管的单层上皮向外生长，而单层上皮下方的毛细血管呈红色，所以肉眼看红色区域就是"糜烂"区。如果没有感染，不需要处理。

宫颈糜烂会不会影响备孕

宫颈糜烂是不会影响备孕的，但有一点需要注意的是，需要定期做宫颈细胞涂片检查，便于筛查和尽早发现宫颈癌。

如何预防宫颈糜烂

1 注意保持外阴清洁，月经期、月子期不要同房。

2 丈夫要勤洗外阴，注意卫生。如果包皮过长，最好考虑手术治疗。

3 注意避孕，避免人工流产。

4 积极治疗阴道炎，减少对宫颈的慢性刺激。

5 注意避孕套和润滑剂的选择，避免因为使用过敏而引发宫颈糜烂。

扫码获取

- 专家在线问诊
- 科学备孕攻略
- 孕期知识百科
- 膳食营养指南

宫颈炎要对症治疗

临床数据显示，有 90% 以上的妇科病患者，都受宫颈炎困扰。探究病因，无非就是致病菌多，感染途径多样，一不注意就会被宫颈炎找上。宫颈是防止病原体侵入宫腔的重要屏障，所以保护宫颈尤为重要。改掉生活中的一些不良习惯，不让病菌有机可乘，方能具备一个良好的备孕环境。

宫颈炎的症状表现

白带多，呈脓性，伴随腰痛、下腹不适；外阴瘙痒或刺痛；尿频、排尿时刺痛；性交出血等。

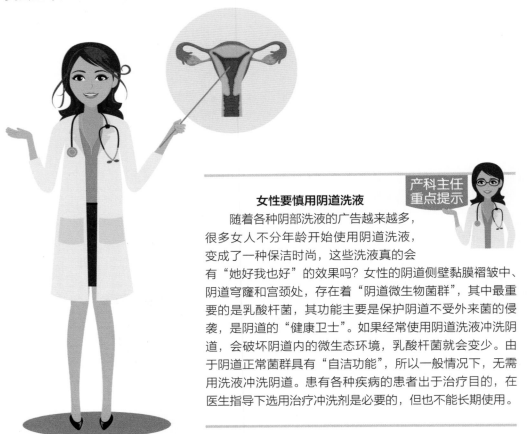

女性要慎用阴道洗液

随着各种阴部洗液的广告越来越多，很多女人不分年龄开始使用阴道洗液，变成了一种保洁时尚，这些洗液真的会有"她好我也好"的效果吗？女性的阴道侧壁黏膜褶皱中、阴道穹窿和宫颈处，存在着"阴道微生物菌群"，其中最重要的是乳酸杆菌，其功能主要是保护阴道不受外来菌的侵袭，是阴道的"健康卫士"。如果经常使用阴道洗液冲洗阴道，会破坏阴道内的微生态环境，乳酸杆菌就会变少。由于阴道正常菌群具有"自洁功能"，所以一般情况下，无需用洗液冲洗阴道。患有各种疾病的患者出于治疗目的，在医生指导下选用治疗冲洗剂是必要的，但也不能长期使用。

产科主任
重点提示

要想成功备孕，抗击宫颈炎，下面这些习惯要改掉

长期使用护垫

"经常使用护垫有助于保持阴部清洁"这种想法是错误的，不要被广告误导。长期使用护垫，容易让阴部透气不良，滋生细菌。建议在月经前后，短期使用。如果因为白带多而用护垫，一定要做到勤更换。

便前不洗手

"饭前便后要洗手"这是连幼儿园小朋友都知道的事情，但是对于女孩子来说，还应该加上一条"便前也应该洗手"。键盘、电话、座椅、板凳、钱……手无不接触，很容易携带细菌，如厕前不洗手，容易导致细菌进入宫颈。建议便前用肥皂洗手，并且用流动的水冲洗。

久坐不动

久坐不动会让血液循环受阻，阴部透气性差，容易引发感染。建议平时多走路，坐在电脑前工作超过1小时立即站起来走两圈。

常用阴道洗液

频繁使用阴道洗液会破坏阴道内的弱酸性环境，会引起细菌逆行感染。建议确实有需要的时候，在医生的指导下使用。

爱吃甜食

糖分的摄入与念珠菌感染有密切联系。如果过度摄入糖分导致血糖或者尿糖偏高时，就会使阴道内酸度增高，酵母菌大量繁殖，引起念珠菌阴道炎。治疗宫颈炎除了接受医生的正确治疗，自己也要注意日常的饮食起居。

子宫肌瘤别害怕

"瘤"是个很可怕的字眼，常让人联想到"癌"，但瘤并不等于癌。人体在各种不良因素的影响下，身体某个部位组织中的细胞发生了异常增生而形成的新生物就叫"肿瘤"。肿瘤分为良性和恶性，一般恶性肿瘤称为癌症。子宫肌瘤是最常见的良性肿瘤，癌变的可能性比较低。

子宫长了肌瘤会有哪些表现

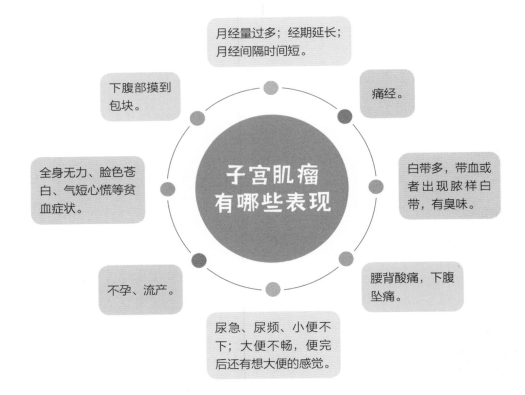

月经量过多；经期延长；月经间隔时间短。

下腹部摸到包块。

痛经。

全身无力、脸色苍白、气短心慌等贫血症状。

子宫肌瘤有哪些表现

白带多，带血或者出现脓样白带，有臭味。

不孕、流产。

腰背酸痛，下腹坠痛。

尿急、尿频、小便不下；大便不畅，便完后还有想大便的感觉。

子宫肌瘤需要手术吗

子宫肌瘤到底需不需要手术，一直都是比较困扰患者的问题。专家指出，可以根据肌瘤对人体的影响来做出是否需要手术的判断。

子宫肌瘤手术影响备孕吗

子宫肌瘤摘除手术保留了子宫，是可以怀孕的。但是如果肌瘤在子宫的位置比较分散，而且数量又多，术后将会降低怀孕的概率。术后肌瘤复发的概率也会高一些。

子宫肌瘤自检小方法

空腹，排空大小便，屈膝仰卧在床上。腹部放松，用指尖按压下腹部各个位置，尤其是腹部两侧位置，检查有无包块。这个自检的小方法，可以帮助你及早发现子宫肌瘤。

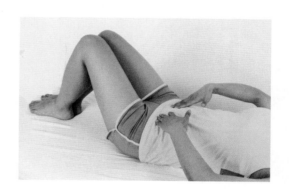

陈倩大夫案例分享

之前遇到一个年轻的姑娘过来就诊，脸色惨白，好像刚经历了什么重大的打击，等她把诊断书拿给我看的时候才知道缘由，这个姑娘体检查出了子宫肌瘤。我跟她说："你不用担心，首先子宫肌瘤是很常见的良性肿瘤，不是什么绝症，其次你子宫里的这个肌瘤暂时不用手术，注意观察就行。"

身体里的瘤子，它生长的时候并不一定是有迹可循的，可能就在悄无声息间生长，等你发现的时候它已经很大了。对于女性而言，子宫肌瘤正是如此，不太容易被发现，所以定期体检是很有必要的，早发现早干预。

子宫内膜炎，预防是关键

什么是子宫内膜炎

从名字上不难看出病症所在，就是子宫内膜有了炎症，是由于细菌沿着阴道、宫颈上行或者沿着输卵管向下走经淋巴系统达到子宫内膜而引起的。如果不能得到很好地治疗，时间长了会影响子宫肌层，成为"子宫肌炎"，甚至使子宫周围组织发生感染。

通常情况下，女性阴道的酸性环境、宫颈的黏液栓，都是抵御细菌侵入的天然屏障。但是月经、分娩、流产等会削弱这种屏障，如果此时再不注意个人卫生和子宫的养护，就很容易导致子宫内膜炎。

子宫内膜炎对备孕有什么影响

子宫内膜炎发生后，会对备孕有下列 4 点不利影响。

1 受精卵着床困难。受精卵很难在有炎症的子宫内膜着床或着床不稳定，这样的话就容易导致流产或不孕。

2 影响排卵。由于子宫内有炎症，会导致输卵管堵塞或卵巢机能失常，不能正常排卵，影响生育功能。

3 影响精子活力。子宫内膜炎发生后，炎症会导致精子的活动力降低，甚至死亡，无法进入输卵管。

4 对胎儿的影响。有可能导致胎儿畸形、流产、早产，新生儿感染及生长发育障碍。

怎样做才能避免子宫内膜炎

产后感染及流产后感染是造成子宫内膜炎最常见的原因，也是最严重的类型。只有进行全面的妇科检查，才能及时发现妇科急慢性炎症，以便进行及时有效的治疗，防止流产后或产后细菌上行感染。

产后子宫腔内胎盘剥离的伤口、子宫颈口的开放、阴道会阴的裂伤等，为细菌侵入及繁殖创造了有利条件。因此，产后一定要注意会阴部清洁，每天要用温水清洗 2 次，大便后也应擦洗；卫生巾要勤换；产后 42 天内不洗盆浴，不进行性生活，以免发生月子病。

有生育计划的育龄女性，在流产或产后要及时进行护理。

警惕子宫内膜异位症

什么是子宫内膜异位症

子宫腔内衬着一层膜样组织，它就是子宫内膜，月经就是由它的脱落而产生的。如果子宫内膜不安稳地待在子宫腔内，到处乱跑到人体的其他部位，就会安家落户发生经期出血症状，让人痛苦，这就是医学上说的子宫内膜异位症。

子宫内膜"异位"在哪些地方

子宫内膜异位大多在盆腔器官，如果异位到卵巢就叫作卵巢巧克力囊肿；异位到子宫肌层，叫作子宫腺肌症。此外，还可能出现在肚脐、膀胱、肺、乳腺等，除了脾脏，身体各个部位都有可能存在异位的子宫内膜。它在任何部位"安家"，都跟正常的子宫内膜一样，会在雌激素的刺激下生长、脱落，形成"经血"。如果长在肾里，来月经时就会尿血；长在肺里，来月经时就会咯血；长到肠道里，来月经就会便血。不过，子宫内膜异位症治好后，这些症状就会消失。

异位位置	不良影响
直肠、肛门	月经期间如果病灶充血水肿刺激直肠，会导致肛门坠胀和排便痛，还可能出现便秘或腹泻
卵巢	卵巢囊肿，常伴有痛经症状
子宫肌层	子宫腺肌症，可能出现止痛药都无法抑制的痛经
输卵管	输卵管粘连、阻塞，不孕

子宫内膜异位，为什么会影响备孕

子宫内膜异位的主要表现是痛经、性交疼痛等。

子宫内膜异位引起的痛经，第一天会疼得比较厉害，逐天减轻直至消失，这种痛经可能从某一阶段才开始，然后变得一次比一次疼得厉害。所以，痛经是不容忽视的，如果觉得自己的痛经有上述情况，建议去医院检查是否是因为子宫内膜异位造成的。

临床数据显示，40% 以上的子宫内膜异位症患者都有不孕症，这是因为异位的子宫内膜改变了盆腔的受孕环境，卵巢功能受到影响，不利于精子和卵子的结合，自然就不能怀孕了。而且，异位的子宫内膜还会造成器官粘连、输卵管扭曲等，造成不孕。

子宫内膜异位症，还是要以预防为主

子宫内膜异位症的病因目前还不是很清楚，但是也有研究发现它有明显的遗传倾向。如果你的妈妈或者姐妹有子宫内膜异位症，那么你患子宫内膜异位症的概率较大。所以有家族史的女性，应该尽早去检查，掌握治疗先机。

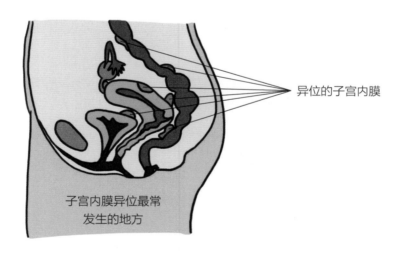

异位的子宫内膜

子宫内膜异位最常
发生的地方

除去遗传原因，还是应该在日常生活中预防子宫内膜异位的发生。首先要注意经期卫生，不要在月经期过度操劳、剧烈运动，不要在经期过性生活，以免造成经血逆流，形成子宫内膜异位。

同时，要保证规律的生活、充足的休息、合理的膳食，学会调节压力，提高免疫力。只有健全的免疫系统才有能力吞噬到处捣乱的子宫内膜。

矫正乳头凹陷

什么是乳头凹陷

乳头凹陷一般是先天性的。如果乳头低平或者回缩，能被挤出或者受刺激后能凸出，这只是轻微程度的乳头凹陷，不处理也不影响健康，只是不太美观。如果乳头完全陷在乳晕内，很难被拉出，还会有分泌物或者异味，就是中度乳头凹陷了，这种情况需要就医治疗，否则在哺乳期会得乳腺炎等疾病。

特别值得警醒的是，如果乳头一直都很正常，突然凹陷了，最好去医院及时检查，可能有患乳腺癌的征兆。

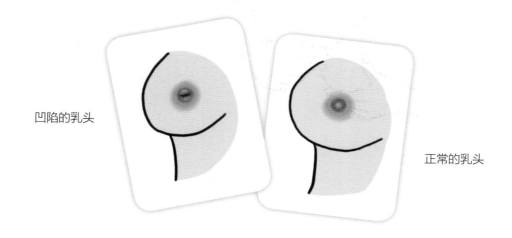

凹陷的乳头

正常的乳头

乳头凹陷影响哺乳

如果备孕女性的乳头有凹陷，孕前最好提前矫正，以免产后无法正常哺乳，影响宝宝生长发育。

凹陷的乳头如果没有及时矫正，哺乳时乳头往往要被强行牵拉出来，乳头非常娇嫩，一旦碰撞，极易损伤、破裂和出血，可能造成乳头乃至整个乳房感染，容易导致乳腺炎。

出现乳头凹陷，坚持提拉乳头

按摩法

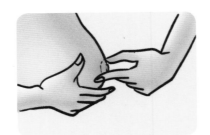

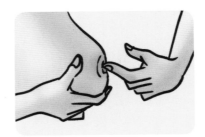

1 用一只手托着乳房，用另一只手以拇指、食指牵拉乳头下方的乳晕，改善伸展性。

2 一只手托住乳房，另一只手的食指按压乳头到感到疼痛为止。

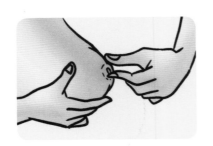

3 用手指拉住乳头，然后轻轻拧动，反复2~3次。

摩擦法

备孕妈妈可用消毒纱布把乳头表面的杂质和油脂擦拭干净，一般乳头凹陷都积存脏东西，可以借助纱布的摩擦力将乳头提拉出来，但要注意用力不要过猛，要轻轻提拉。

用一些工具来帮助矫正乳头凹陷

产科主任
重点提示

　　如果有乳头凹陷，可擦洗后用手指牵拉，严重乳头凹陷者，可以借助乳头吸引器和矫正胸罩来矫正。使用的时候要注意，一旦发生下腹疼痛立即停止。有流产史的妈妈尽量避免使用这种方法刺激乳头。

　　经常牵拉乳头，可以使双乳突出、周围皮肤支撑力增大，起到"定型"作用。自行牵拉效果不明显时，要及时咨询医生，必要时进行手术矫正。

得了甲亢、甲减，
会不会影响怀孕

什么是甲亢、甲减

甲 亢

　　甲亢，全称甲状腺功能亢进症，是由于甲状腺合成释放过多的甲状腺激素，造成机体代谢亢进和交感神经兴奋，以心悸、多汗、乏力、消瘦等为主要表现的临床综合征。

甲 减

　　甲减，全称甲状腺功能减退症，是由于甲状腺激素合成和分泌减少或组织利用不足导致的全身代谢减低综合征。

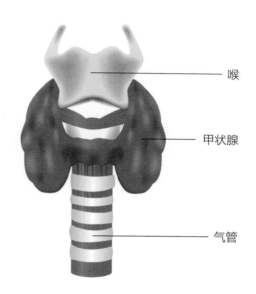

喉

甲状腺

气管

甲亢、甲减的症状你有吗

甲亢的主要症状	甲减的主要症状
• 食欲增加，体重却减轻 • 排便次数增多 • 多汗 • 心悸、手抖、失眠、易激动	• 怕冷、体重增加 • 记忆力减退、嗜睡、容易疲劳 • 厌食、腹胀、便秘 • 月经不调 • 面色苍白、皮肤干燥

甲亢、甲减应治愈后再备孕

甲状腺疾病是与自身免疫相关的疾病，女性得甲状腺疾病的概率是男性的几倍，而妊娠中，甲状腺素需要量增加，基础代谢率明显升高。甲状腺需"加班工作"，以满足母亲和胎儿的生理需求。如果孕前已有甲状腺疾病，孕后更可能会对妊娠整个过程和胎儿带来不良后果，因此，孕前要调理好甲状腺疾病。

甲亢、甲减对女性的影响

甲亢未得到控制的女性，如果怀孕，可能会导致流产、早产、胎儿生长迟缓等不良后果。如果不着急生育，最好等甲亢治愈后再受孕。经口服治疗或手术治疗治愈的甲亢患者，均应遵医嘱在治愈 3~6 个月后再开始备孕。

甲减会引起女性月经不调，出现月经过多或闭经的症状，影响排卵，因此较难受孕。一般需要药物治疗控制病情，病情稳定的甲减患者怀孕之后，一般不会对胎儿产生不良影响。

甲亢、甲减对男性的影响

目前，甲亢对男性患者的生育影响尚不明确，而甲减可造成男性精子数减少或消失而致不育。

备孕夫妻双方要做甲状腺功能检查

甲状腺激素影响生育功能，且对于胎儿的生长发育有着重要的作用，所以要特别警惕甲状腺疾病的存在，备孕的夫妻双方应在备孕前 3 个月左右到医院做甲状腺功能检查。

产科主任
重点提示

甲亢患者饮食要限碘，并且热量充足

甲亢患者代谢率增高，热量消耗增多，如果补充营养不及时，可能长期处于营养不良的状态。因此，摄入的营养全面且均衡是最基本的健康保证，但要忌高碘海产品，如海带、紫菜、贝类、海杂鱼、虾皮，同时应选择无碘盐。

首先要避免用眼过度。出门最好佩戴墨镜，避免眼睛受到强光刺激和灰尘侵害。

睡觉时垫高头部，以便减轻眼部肿胀，如果眼睛闭合不全，睡觉时建议使用眼罩。

甲亢患者应注意眼睛护理

如果眼睛有异物感、感觉不适，不能用手直接揉眼，可以做转动眼球等运动。

饮食要限制钠盐的摄入，以减轻突眼症。

甲减患者饮食要注意补碘、补硒

　　缺碘导致甲状腺功能减退（甲减）者体内甲状腺激素低于正常水平，碘元素是甲状腺合成甲状腺激素的必备元素，所以补充足量的碘十分重要。除了服用必要的碘制剂之外，日常饮食中要用碘盐，还应增加含碘较高的食物，如海带、紫菜、海鱼、虾贝等。但要注意，如果是桥本甲状腺炎导致的甲状腺功能减退，则应低碘饮食。

　　硒有助于维持甲状腺功能正常，身体缺硒会导致有害自由基增多，从而损伤甲状腺组织，引起腺体免疫功能破坏，损害甲状腺的正常功能。日常饮食可以通过食用富含硒的食物，如肉类、海产品、蘑菇、动物肝脏等进行纠正。

甲亢患者要多喝水

产科主任重点提示

　　由于甲亢患者的基础代谢加快，出汗增多，容易导致体内水和矿物质过度流失，因此甲亢患者应该多喝水，及时补充身体丢失的水分。

摄入抗压、减压的食物

压力过大、焦虑、紧张等情绪都是引发甲状腺疾病的导火索，所以建议平时多摄入一些能够抗压减压，舒缓心情的食物。

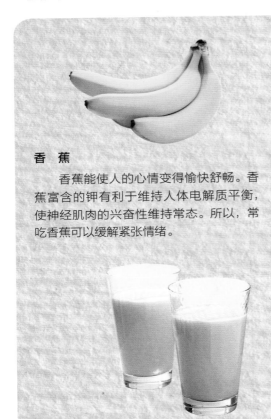
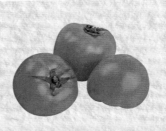

香 蕉

香蕉能使人的心情变得愉快舒畅。香蕉富含的钾有利于维持人体电解质平衡，使神经肌肉的兴奋性维持常态。所以，常吃香蕉可以缓解紧张情绪。

番 茄

番茄含有的番茄红素是优质的抗氧化物，它能在压力产生时保护人体不受自由基伤害，减少疾病的发生。另外，人在承受较大心理压力时，身体消耗的维生素C比平时多，番茄含有的维生素C能及时补充身体消耗。

牛 奶

牛奶富含钙，而钙是天然的神经稳定剂，有稳定情绪的效果。牛奶中的色氨酸有利于合成血清素，可促进睡眠，缓解疲劳。

调适心情有助病情恢复

甲状腺疾病与个人情绪、性格有很大关系，性格急躁、情感丰富敏感、情绪不稳定的人，患甲亢（即甲状腺功能亢进）的概率比较大，一般甲亢患者发病前都会有生气、精神压力大的经历。长期心情抑郁、小心眼儿的人也是甲状腺疾病的高发人群。

因此，生活中应注意调整自己的心情，保持良好而平稳的情绪状态，尤其应该避免不良的精神刺激，以免加重病情。平时可适量多吃一些缓解压力的食物，做一些缓解心情的小运动，或者做一些能让自己专注或喜欢的事情等。

"三高"患者这样备孕

"三高"是高血压、高血糖、高脂血症的简称。备孕女性若本身患有"三高"中的一种或多种疾病，备孕需格外注意。但也不必过度担忧，只要积极治疗，在病情稳定的情况下怀孕，同时在孕期做好定期检查，"三高"就做不成怀孕路上的拦路虎。

高血压控制好就能"好孕"

女性平时血压在140/90毫米汞柱或以上应前往医院检查是否患有高血压疾病。女性怀孕前，首先要经医生检查血压高的原因，排除由于肾脏病或内分泌疾病引起的高血压。只要是没有明显血管病变的早期高血压患者，一般都允许怀孕。

孕前要控制好血压

孕前患有高血压的女性怀孕后易患子痫前期，且症状严重，多见于高龄孕妈妈。妊娠期高血压疾病会导致蛋白尿及明显水肿，常出现一些并发症，如心力衰竭、肾衰竭等，容易导致早产、流产、胎儿发育迟缓等。所以在孕前就应将血压控制在正常范围内。

备孕女性应告诉医生自己打算怀孕，医生会将药物调整为适合孕妇使用的种类。在血压不是很高的情况下，注意通过低盐饮食、适量运动、调节情绪的方式来控制血压，避免过度劳累、睡眠不足。

慎重吃降压药

在备孕期间，若是血压控制得好，能够停服降压药，自然最好；若是必须用药，要听医生的建议，使用适合孕妇服用的不良反应小的药物。

定期量血压

在备孕期和孕期，女性要定期测量血压，若情况严重，应及时就医。保证每周至少测量血压2次。怀孕后更要注意监测血压，一般妊娠期高血压疾病出现得越早，持续时间越长，危险性越高。

糖尿病患者这样备孕

树立信心

在夫妻双方都有糖尿病的情况下，遗传率为 5%~10%。所以，即便患有糖尿病，女性也要有充足的信心，相信自己能生下健康的宝宝。

适当控制饮食

避免摄入过多糖分，含糖量较高的水果要慎重食用，如香蕉、荔枝、杧果等。

降糖药换成胰岛素

胰岛素是大分子蛋白，不会通过胎盘影响胎儿。而目前我国对常用的降糖药安全性等方面还缺乏相关研究，因此换降糖药为胰岛素较为稳妥。如果在口服降糖药期间意外怀孕，一定要及时就医，检查胎儿是否受影响。

孕前控制糖尿病

糖尿病一般在孕早期对孕妈妈及胎儿影响较大，所以多数医生建议至少在糖尿病得到良好控制 3 个月之后再怀孕。同时，最好保持肾脏功能正常和血压水平稳定。

高脂血症女性也能生下健康宝宝

高脂血症对怀孕的影响

患高脂血症的孕妈妈发生妊娠糖尿病和妊娠糖耐量降低的概率较高，且高脂血症孕妈妈出现羊水过多、胎儿宫内窘迫的概率也明显增大。但千万别吓唬自己，这只是说你与健康孕妇相比，某些妊娠期并发症出现的可能性增大，但并不一定会出现那么多并发症。许多患有高脂血症的孕妈妈都生下了健康的宝宝，要对自己有信心。

产前检查做仔细

建议患有高脂血症的女性孕前做详细的产前检查，如肝功能、体重指数评价等，医生会根据检查结果指导患者饮食和运动。经过治疗和调理后，可在医生指导下怀孕。另外，有高脂血症病史的女性在产检时应和医生沟通，必要时检测血脂情况。

饮食控制很关键

尽量避免高胆固醇食物，如蛋黄、动物内脏等。

减肥控"三高"，关键是控制好腰围

有研究称，减肥有助于降"三高"，还能增加怀孕概率。事实上，腰围已经成为判定肥胖的另一个重要指标。

你的腰围标准吗

既然腰围和健康紧密相关，那么如何测量腰围，多少算是标准健康的腰围呢？世界卫生组织推荐的腰围测量方法：被测者站立，双脚分开 25 ~ 30 厘米，体重均匀分配。测量大致在脐线位置。将测量尺紧贴软组织，但不能压迫，测量值精确到 0.1 厘米。

按照《中国成人超重和肥胖症预防控制指南》中的定义，男性腰围正常值应小于 85 厘米，女性应小于 80 厘米。凡腰围超过 102 厘米、腰臀比（腰臀比 = 腰围 ÷ 臀围）超过 0.95 的男性或腰围超过 88 厘米、腰臀比超过 0.85 的女性，都可以判定为腹部脂肪沉积过多，俗称"大肚腩"（苹果形身材）。

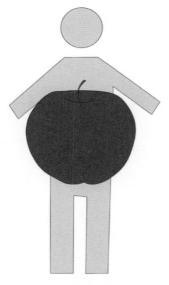

苹果形身材

脂肪多集中在中间部位的腹部及腰背部。腰腹部是肾脏、肝脏、胰腺等重要器官的集中地，腰腹部周围脂肪囤积，会加大高血压、高脂血症、冠心病、糖尿病、多囊卵巢综合征等疾病的危险。

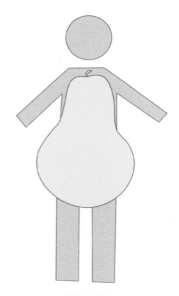

梨形身材

下半身较宽、上半身相对窄小，脂肪主要聚集在臀部和大腿。臀部脂肪属于好脂肪，可以降低坏胆固醇水平，提高好胆固醇水平，这类女性患心脏病、糖尿病等疾病的风险较低，更易长寿。女性臀部硕大意味着骨盆宽大，生育能力较强。

减肥应适度，微胖女性更"好孕"

有些备孕女性认为越瘦越好，造成另外一个极端，同样损害健康。脂肪在身体当中很重要，因为雌激素就是脂肪里面胆固醇合成分泌出来的。如果太瘦，没有胆固醇，就分泌不出来雌激素了。

研究发现，怀孕前太瘦的女性，怀孕头 3 个月发生流产的危险会大大增加；微胖的女性怀孕成功的概率更高。

虽然微胖是较好的身材，但具体到每个个体，还要具体分析。备孕女性不能只盯着胖还是瘦这一点，而是要关注平时饮食是否均衡、运动是否适量、生活是否规律。

苹果形身材这样减重

应该改善生活方式，每天锻炼 1 小时，每周至少 5 天做中等强度的快走、慢跑等有氧运动。经常穿高跟鞋的女性最好常备一双平底鞋，可以提高多步行的意愿。要多吃低热量、高膳食纤维的食物，如绿色蔬菜、水果、豆类等，尽量减少吃点心和加餐，控制食欲，七八分饱即可。

梨形身材这样减重

臀部大的人更容易发胖，即使减肥也容易反弹。臀部大的人要时刻注意脂肪的摄入量，严格控制体重，少坐，没事时多站起身活动活动。

"三高"患者运动各有侧重，锻炼不要盲目

高血压	高脂血症	糖尿病
运动应缓慢有节奏，体位变化不复杂，不过分低头（头不要低于胸部）、弯腰，不要闭气，否则会导致血压波动幅度加大。切忌"紧张"式的运动，避免对抗性，不拼胜负不计比分。下午 5~6 点时心脏跳动和血压的调节最为平衡，锻炼时间宜安排在下午和傍晚。	一天内要保证足够的运动量，计算摄入的热量和运动消耗掉的热量，保证消耗大于摄入。运动方式上提倡个人喜欢的运动，这样才能长期坚持，并在坚持的过程中培养兴趣，发挥潜能。	血糖控制不佳，明显低血糖或血糖波动较大者，应暂缓运动。比如空腹血糖 15.7 毫摩尔／升了，应该先用降糖药降糖，等把血糖控制平稳后，再进行运动。另外，运动前准备些健康零食，以免运动中发生低血糖反应。

养好贫血再怀孕

判断贫血的标准

贫血是指人体外周血红细胞浓度低于正常范围下限的一种临床症状。在我国沿海地区，成年人的贫血标准为：当成年女性血红蛋白浓度低于110克／升的即为贫血。而孕妇贫血的标准相对于一般女性来说还要低一些。当孕妇血红蛋白浓度低于100克／升，即可诊断为贫血。造成贫血的原因有缺铁、出血、溶血、造血功能障碍等。原本就贫血的女性，妊娠后贫血会加重。

贫血的症状

贫血的女性表现为面色苍白，伴有头晕、乏力、心悸、气急等症状，重度贫血时还会出现心慌、气短、呼吸困难、贫血性心脏病，甚至发生心力衰竭。

为什么在孕前就要开始补铁

我国育龄女性几乎有一半人存在缺铁问题，孕前缺铁不及时补充纠正，孕期及产后缺铁情况会更加严重。补铁是孕前营养储备的基础之一，我国人均铁摄入量不达标，食补无法满足孕产期女性铁的需求。孕前及孕产期最容易缺乏的就是铁，其次才是钙。

世界卫生组织认为，妊娠期血红蛋白浓度<110克／升时，可诊断为贫血。疲劳是最常见的症状，贫血严重者有脸色苍白、乏力、心悸、头晕、呼吸困难和烦躁等表现。

缺铁性贫血，药补放在第一位

孕前如果发现贫血，应到医院进行检查，确定原因和类型，有针对性地进行治疗。如果是缺铁性贫血，应该在医生的指导下补充铁剂。在口服铁剂2周后血红蛋白逐渐上升，一个月后贫血可能缓解。此后，仍需服用铁剂2~3个月甚至更长时间，以补充体内的铁储存量。如不能耐受口服铁剂，可改用针剂注射，同时配合服用维生素C，以利于铁的吸收。必要时，可少量多次输血或输红细胞。对于巨幼红细胞性贫血，除了补充新鲜蔬菜和肝脏类食品外，还需要补充叶酸和维生素B_{12}。

用水送服，吃完铁剂后可吃些富含维生素C的水果，如橙子、草莓、苹果等。

避免铁剂刺激胃肠道，建议餐后或餐间服用。

服用铁剂的注意事项

钙会干扰铁的吸收，含钙高的食物如奶及奶制品等会降低铁的吸收率，因此这类食物不要和铁剂同时吃，要间隔1~2小时。

贫血改善后可以用食补

动物性食物是补铁大户

　　动物肝脏和血含铁量高，且是易吸收的血红素铁，是贫血时首选的动物性食物。我国18岁以上健康女性铁的推荐摄入量为20毫克/天，孕期贫血女性应根据自己的贫血程度遵医嘱适当调整铁的摄入量。右表中列举了常见动物性食物中铁的含量。

　　猪肝中的含铁量是最高的，但也要注意其胆固醇的含量。为使猪肝中的铁更好地被吸收，建议孕妈妈食用猪肝坚持少量多次的原则，每周吃1~2次，每次吃30~50克。但是为避免猪肝出现安全问题，应在正规超市购买来源可靠的猪肝，在烹调时一定要彻底熟透再吃。

常见动物性食物的铁含量
（毫克/100克食物）

食　物	含　量
鸭血（白鸭）	30.5
鸡血	25.0
猪肝	23.2
鸭肝	23.1
鸡肝	12.0
猪血	8.7
鹅肝	7.8
羊肝	7.5
猪肉（瘦）	3.0
鸡肉	1.8

植物性食物辅助补铁

植物性食物，比如豆类、蔬菜和谷物中的铁，属于非血红素铁，在人体内的吸收率比较差，加上植物性食物中的植酸、草酸等也会影响铁的吸收，因此补铁效果不是很理想。但一些含铁量比较高的植物性食物可以作为补铁的次要选择，如黄豆、小米、红枣、桑葚、豌豆苗、黑芝麻、木耳等。

富含维生素 C 的食物可促进铁吸收

维生素 C 可以帮助铁质的吸收，帮助制造血红蛋白，改善孕妈妈贫血症状。维生素 C 多存在于蔬果中，如鲜枣、橙子、猕猴桃、樱桃、柠檬、西蓝花、甜椒等均含有丰富的维生素 C。孕妈妈可以在进食高铁食物时搭配富含维生素 C 的蔬果，或喝一些这些蔬果打制的蔬果汁，不失为增进铁质吸收的好方法。咖啡和茶中含有酚类化合物，会影响铁的吸收，孕妈妈要适量饮用。

少喝浓茶和咖啡

浓茶、咖啡会干扰食物中铁的吸收，因此，在饭前、饭后 1 小时内不宜饮用。

四物汤治疗贫血

四物汤是中医补血、养血的药方，由当归、川芎、白芍、熟地四味药组成。具体方法：取当归 10 克、川芎 8 克、白芍 12 克、熟地 12 克，用水煎成汤剂，每日服用 3 次，饭后 30 分钟服用。

产科主任
重点提示

注意生活细节对调贫血也很重要

1 保持心情舒畅，避免剧烈活动、劳累，以免发生急性脑缺血而晕倒。

2 不要轻易服用对造血系统有影响的药物，如磺胺类、解热镇痛药、保泰松、抗疟药伯氨喹等。如果因为疾病必须使用这类药物，要在医生指导下服药及备孕。对一些抗生素的使用应严格掌握适应证，防止滥用，使用过程中必须定期观察血象变化。

3 适当运动，可以根据兴趣选择几项健身项目，如瑜伽、快走、慢跑、游泳、跳舞、太极拳、五禽戏、健身操等，活动的强度以不感到疲劳为宜。

有过流产，这样做

孕早期流产应顺其自然

孕早期先兆流产症状者经卧床休息或遵医嘱保胎治疗后病情好转，可继续妊娠。如保胎治疗情况未好转，建议选择流产。要知道质量好、着床好的受精卵，就算百般不顺，也依然会继续发育成长。在早孕期发生的流产，绝大多数都是受精卵本身有问题，即为遗传因素造成的胚胎异常，越迟流产对女性的创伤越大，甚至影响下次怀孕。同时也是对孩子的健康不负责任，勉强保胎，如果生出不健康的孩子，也会是孩子一生的痛苦。

习惯性流产必须查明原因再备孕

习惯性流产是指连续 3 次或 3 次以上自然流产的情况，它的发生率在 1/300 ~ 1/100。

偶然一次的流产后只要子宫恢复得好，宫腔内没有残留，没有感染，一般不会影响以后的生育。如果是习惯性流产，则一定要去正规医院检查出流产的原因再备孕。只有在医生的指导下科学用药，才能降低习惯性流产发生的概率。发生在妊娠早期的自然流产大多与胚胎的染色体异常有关，备孕夫妻需做染色体检查，主要是男方的精子、双方的染色体、女方的卵子及内分泌激素等，还要查 ABO 溶血、妇科疾病、母胎的免疫问题，还要排查病毒感染，如 TORCH 病毒感染等。

再怀孕的时间不是越长越好

研究调查表明，自然流产后等待再次怀孕的时间会影响女性的心理状况，如果自然流产后等待 8 个月没有怀孕，备孕的信心会减退。自然流产后 3 个月内再次怀孕，流产的发生率为 16% ~ 20%。与间隔 3 个月以上再次怀孕的女性相比，流产的发生率并没有明显增加。可见，自然流产后经过短时间调养后再次怀孕，对女性的心理健康有益，可以增强怀孕的信心，缩短自然流产带来的伤痛，减少流产抑郁症的发生。

面对习惯性流产要有信心

面对习惯性流产，如果仍然不想放弃要宝宝，首先要做的是前往医院查明原因，尽早治疗，切忌等到怀孕后才开始保胎。习惯性流产对备孕女性的打击，更多是心理上的。因此在流产后，要注意饮食健康、休息充足、情绪稳定、适当运动，缓解心理压力，相信自己能战胜习惯性流产。

坐个"小月子"，为再孕做好身体准备

孕妇流产后需要坐个"小月子"，即调养身体1个月，使身体机能尽快恢复正常，为再次怀孕做好充分的身体准备。

生活调养

- 保证充足的睡眠，尤其在自然流产后2~3天内，应该卧床休息，自然流产后15天内尽量避免从事过重的体力劳动，避免大量剧烈运动。
- 养成定时排便的习惯，每天早餐后为最佳排便时间，排便时切忌用力。
- 切忌触碰冷水，加强个人卫生，保持会阴清洁，禁止盆浴。
- 注意稳定情绪，避免恼怒、担忧或受到惊吓。
- 丈夫应多安抚妻子，在短期内不要有性生活。

饮食调养

- 多吃维生素、蛋白质含量高的食物。
- 多吃可溶性纤维食物，多吃香蕉，多喝蜂蜜等，防止便秘。
- 不喝冷饮，不吃生冷的食物。
- 肠胃虚寒者慎吃性味寒凉的食物，如绿豆、银耳、莲子等；阴虚火旺者要避免食用公鸡肉、牛肉、狗肉、鲤鱼等易使人上火的食物。

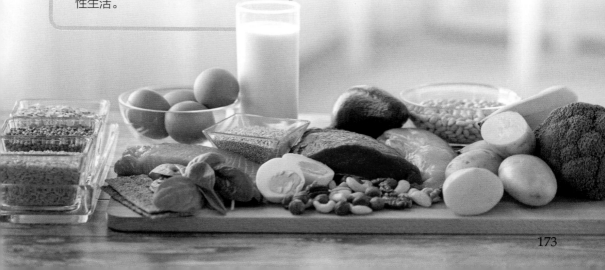

流产后要疏通乳腺经络

流产后要注意疏通乳腺经络。女性怀孕后，乳房腺管开始发育，乳房增大。流产后正在发育的乳腺停止生长，腺泡消失，乳腺复原。部分女性会觉得乳房胀痛，有触痛感、灼热感，少数人还有乳汁分泌。一般来说，女性流产后，乳腺复原不完全，容易诱发乳腺小叶增生，造成乳腺肿块及乳房疼痛。如果在第一时间疏通经络，就可使突然停滞下来的气血运行起来。

流产后多久可以同房

流产后应严格禁止性生活，以免发生盆腔感染。有些女性认为刚刚流产是不会怀孕的，等阴道流血干净了，就在无措施的情况下同房，结果当月再次妊娠，损伤可想而知。

这是因为流产后，子宫颈的黏液栓还未形成，不能阻止细菌入侵。另外，流产后子宫内膜呈创伤状态，一旦感染，容易引起子宫内膜炎、输卵管炎等，从而造成不孕。待第1次月经干净后应复查身体的恢复情况，最好身体恢复良好后再同房。

保持好心情，有利于再孕

流产两周内尽量安排些轻松的工作，放慢节奏。在心态上要认识和接受流产后的恐惧、悲痛、内疚等情绪，了解到这些情绪都是正常的，会随着时间消退。

不少女性流产后流产的伤痛无法释怀，甚至有些女性还忧心以后会再次发生流产。事实上，这种顾虑是缺乏科学认识的，因为绝大多数的自然流产都是偶然事件。并且，自然流产的胎儿70%左右都是异常的病态胚胎，是染色体异常所致，很难发育成为成熟的胚胎。自然流产可以被认为是一种有利于优生的自然淘汰。流产两周内尽量安排些轻松的工作，放慢节奏，调节情绪。愉快的情绪有助于流产后的恢复，也有助于再孕。

✓ 专家在线问诊
✓ 科学备孕攻略
✓ 孕期知识百科
✓ 膳食营养指南

扫码获取

异位妊娠治疗后再备孕

异位妊娠常见症状

如果有以下症状，可能就是异位妊娠。

腹痛

腹痛是输卵管妊娠的主要症状，输卵管发生破裂之前，由于胚胎在输卵管内逐渐增大，会导致一侧下腹坠痛，有排便感，有时剧痛，伴有冷汗。当输卵管妊娠发生破裂时，会突然感到一侧下腹撕裂般疼痛。

停经

出现短期停经及妊娠表现，如恶心、呕吐等，阴道会少量出血。

阴道出血

输卵管妊娠时，阴道常常会有不规则的少量出血。

晕厥、休克

由于输卵管发生破裂会引起腹腔内急性出血及剧烈腹痛，轻者发生晕厥、面色苍白、血压下降，重者出现休克。

异位妊娠给女性身体健康带来的危害很大。如果刚怀孕，且有阴道不规则出血并伴有腹痛，应立即去医院检查，以减少或防止腹腔出血，避免因出血过多而产生严重后果。如果疏忽大意，严重的可能会导致大出血，甚至有切除子宫的危险。

这些原因可引起异位妊娠

1 妇科炎症：如慢性盆腔炎、输卵管炎症，炎症可使输卵管黏膜充血、水肿、黏膜壁发生粘连，不利于受精卵着床，还极易导致异位妊娠。

2 子宫内膜异位症：该病是发生异位妊娠的高危因素。

3 输卵管发育异常：输卵管发育不良或发育畸形，如输卵管弯曲、螺旋状等，都会妨碍受精卵进入子宫腔。

4 反复人流、进行过输卵管手术、宫内有节育器的女性都有可能发生异位妊娠；排除一些不可抗力的因素，女性平时要保护好自己，避免不洁性生活；不想怀孕时要采取有效避孕措施，避免频繁的人工流产。

异位妊娠术后半年内避孕并复查

异位妊娠后能否怀孕要结合自身的情况而定，处理得当可以再次怀孕。

异位妊娠术后半年之内要避孕，让身体逐渐恢复，同时要通过检查，确定是否具备再次怀孕的条件。常规的检查是做输卵管造影等相关检查，确诊输卵管是否畅通，排除盆腔炎、腹膜炎等妇科炎症。

异位妊娠患者再次怀孕后，约有 10% 的女性会再次发生异位妊娠。因此，有过异位妊娠史的女性，如果再次妊娠，最好在怀孕 50 天后做一次 B 超检查，根据孕囊及胎儿心脏搏动所处的位置，判断是宫内妊娠还是异位妊娠，在早期消除隐患。

注意调养，增强抵抗力

异位妊娠治愈后一般不影响卵巢功能。发生过异位妊娠的女性与无异位妊娠的女性在备孕时生活及饮食上的要求是一样的。

生活调养	饮食调养
注意个人卫生，特别是在经期、产褥期要注意防止生殖系统感染，以免发生炎症而引起异位妊娠。每周用洁阴用品冲洗阴道一次以上的女性盆腔感染的风险增加，有异位妊娠的危险。正确的做法：是每天用干净的温水清洗阴部。每天要换内裤，保持清洁与干燥	保证膳食平衡，满足身体正常的消耗需求
劳逸结合，勿做重体力劳动，尽量减少腹压，便秘者可用轻泻剂	注意进食优质蛋白、高膳食纤维、易消化的食物，可多吃些鸡肉、猪瘦肉、蛋类、奶类和豆类、豆制品等
尽量少去公共场所，注意保暖，预防感冒	多吃新鲜的蔬果，保证身体对维生素的需求
适量运动，增强抵抗力	避免酒、干姜、胡椒、辣椒、狗肉等辛温燥热的食物，以免伤阴耗液而影响身体健康

过敏体质女性这样备孕

相较于正常体质的人，过敏体质的人更容易患上过敏性鼻炎、过敏性哮喘、荨麻疹、湿疹等疾病。有研究证明，如果父母是过敏体质，将来宝宝也会是过敏体质，患过敏性疾病的概率比其他宝宝高。因此，过敏体质的女性在备孕前要注意。

过敏体质对受孕有哪些影响

过敏体质的女性，即女性体内的免疫系统处于紊乱状态，出现了原本不该出现的抗体。如抗精子抗体可以在精子一进入女性体内时就杀伤精子，导致怀孕概率降低。

透明带抗体可以与卵子表面的透明带结合，导致卵子受损，受损的卵子受精概率极低，即使受孕也易流产。过敏体质的人还容易诱发免疫性自然流产，如 ABO 溶血、封闭抗体过低等。

避免接触过敏原

过敏体质的人在接触到过敏原时，身体会自动识别成有害物质，于是激活体内的过敏介导细胞，释放出过敏介质，从而出现各种变态反应疾病表现。因此，有着过敏体质的备孕女性应尽量避免接触过敏原。常见的过敏原有花粉、灰尘、动物皮毛、海产品等，同时室内要经常通风换气，床单、被褥要经常洗晒。

尽量避免吃抗过敏药

有些过敏反应的症状较轻，一段时间后会自行好转，有些则需要靠药物来控制。过敏体质的女性备孕前或备孕时尽量避免吃抗过敏药。对于需长期服药的过敏体质女性，备孕阶段最好请专业医师评估病情及药物的安全性，选择对胎儿没有伤害的药物或减少药物剂量。

如备孕或怀孕期间因停药而发生过敏反应，应及时前往医院就医，遵医嘱治疗。

怀孕是个特殊的生理过程，孕期出现的各种皮肤瘙痒的发病原因虽没有完全确定，但更多考虑与孕妇体内的激素水平增高有关；另外，有些如过敏性皮炎、湿疹等与怀孕并无直接关系，但孕期由于免疫系统更加敏感，有可能会比怀孕前更严重。

妇科疾病对怀孕影响有多大？可以不治疗吗？

产科主任医师

几乎所有的妇科疾病都是可以检查出来的，只要做好孕前检查，就能知道患了哪种疾病，进而制订治疗方案，一般不会影响怀孕。

①阴道炎症最好在孕前治好。阴道炎会导致阴道分泌物增多，影响精子在阴道内的穿行。真菌性阴道炎在怀孕后可能加重。为了宝宝的健康，有阴道炎的女性还是治愈后再怀孕比较好。

②轻度子宫颈炎一般不会影响受孕，但如果炎症较重，影响了子宫颈功能，就会对怀孕造成影响。如阴道分泌物增多，白带黏稠，有时候呈脓性，会使阴道内环境改变，不利于精子通过子宫颈管。这时就需要治疗后再怀孕。

③子宫肌瘤酌情处理。根据肌瘤生长位置分为黏膜下肌瘤、浆膜下肌瘤、肌壁间肌瘤。小的浆膜下肌瘤对于受孕的影响比较小。黏膜下肌瘤会造成经期延长和经量增多，容易造成不孕或流产。肌壁间肌瘤如果直径在3厘米以内，一般不影响受孕；如果肌瘤增大，会影响受精卵的着床和胚胎发育。

过去一直在吃减肥药，这样会对备孕有影响吗？

产科主任医师

会有一定的影响。一般情况下，减肥药或以阻止人体吸收脂质和糖类等营养物质，或以增加人体的基础代谢率，或以降低食欲的方式来达到减肥的目的，服用过程中可能存在一定的不良反应。如果在经期服用减肥药，可能导致月经紊乱、多尿或排尿困难，或出现心慌、焦虑等，更有甚者会出现闭经。

因此，备孕女性如果想减肥，应通过调节饮食习惯配合适量运动的方式来达到减肥的目的，避免服用减肥药。

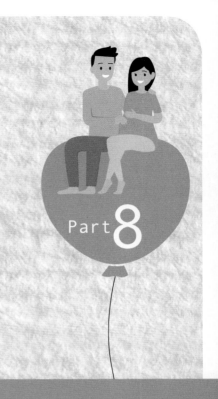

Part 8

自然受孕有困难，
可以试试人工受孕

这样的情况才是不孕不育

对于性生活规律，年龄在 25 岁左右的正常夫妻来说，每月有着约 1/5 的机会怀孕。大约有 90% 想要孩子的夫妻会在 1 年内实现受孕，另外 10% 不能受孕的夫妻就被称为不孕夫妻。

不孕和不育的区别

不孕和不育是不一样的。不孕主要是存在精子或卵子异常，生殖道障碍使精子与卵子不能相遇、结合或着床的情况。不育是指有过妊娠，但均以流产、早产、死胎或死产而告终的情况，也就是精子与卵子已结合，受精卵在子宫内膜着床后，因胚胎或胎儿生长障碍、分娩障碍或新生儿死亡而导致不能获得存活的婴儿。

有时不孕和不育是很难区分的，因此常被笼统地称为不孕症。也有习惯是，把女性病因引起的不孕称为女性不孕症，男性病因致配偶不孕者称为男性不育症。

不孕症的诊断年限

关于不孕症的诊断年限，尚未有统一的国际标准。过去国内外曾以 3 年为限，近年来这一年限趋于缩短。受结婚晚、生育晚以及环境因素的影响，世界范围内的不孕人口持续增加。为了临床上早诊断、早治疗，世界卫生组织在 1995 年编写的《不孕夫妻标准检查与诊断手册》中规定，不孕症的诊断年限为 1 年。这一规定逐渐得到了妇产科学界的认同。所以，如果想要孩子而 1 年内还没有怀孕，就应该及时就诊。

扫码获取
- ✅ 专家在线问诊
- ✅ 科学备孕攻略
- ✅ 孕期知识百科
- ✅ 膳食营养指南

产科主任重点提示

不要轻易给自己贴上不孕的标签

不孕不育症的诊断有明确的规定：夫妻未采取避孕措施，规律地进行性生活，如果 1 年内未孕，才能诊断为不孕症。备孕夫妻不要因为几个月未受孕，就断定自己是不孕症，慌了手脚。保持平和的心态，放松心情，"好孕"一定会来的。

哪些原因会使女性不孕

激素紊乱会阻碍怀孕

性激素协同作用促成排卵

性激素对于备孕女性来说是很重要的。只有激素的规律性变化，才能促成每月一次的排卵，使怀孕成为可能。处于生育年龄的女性每个月都会规律地来1次月经，这是子宫内膜因为受到卵巢激素的影响而发生周期性变化的结果。卵巢功能受垂体控制，垂体的活动受下丘脑的调节，下丘脑又接受大脑皮层的支配。下丘脑－垂体－卵巢被合称为女性的性腺轴。稳定的性腺轴一旦建立起来，它所分泌的性激素会将女性的月经周期分为四个泾渭分明的区间：月经期、卵泡期、黄体前期、黄体后期。

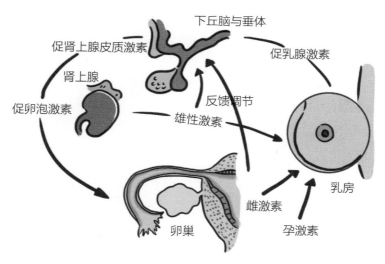

女性身体里的特殊调控系统

利用激素调理身体要顺势而为

利用激素调理身体时应注意顺势而为，即应该低的时候让它低，应该高的时候让它高；该出现这种激素的时候就帮助它出现，不该这种激素出现的时候不要人为补充它。应遵医嘱调理，不可自行乱用激素，如果破坏性激素正常的变化规律，造成内分泌紊乱，就不是促进生育，而是变成避孕了。

滴虫阴道炎也会引起不孕

滴虫阴道炎是由阴道毛滴虫引起的一种阴道炎症，是一种常见的性传播疾病。滴虫阴道炎可以吞噬精子，也可以阻碍乳酸生成，进而阻碍精子在阴道内存活。因此，滴虫阴道炎也会引起不孕。

滴虫阴道炎症状

阴道毛滴虫的潜伏期为4～28天，部分女性在感染初期没什么症状，时间稍长就会发觉阴道分泌物增多、外因瘙痒，并伴有灼热、疼痛、性交痛等症状。阴道分泌物为稀薄脓性、黄绿色、有臭味、泡沫状。如发生合并尿道感染，也可能伴有尿频、尿痛症状，甚至还会出现血尿。

滴虫阴道炎要注意清洁和复查

滴虫阴道炎易在月经后复发，需要定期随访，一般三个月后需复查。同时应注意外阴的清洁护理，建议每天清洗外阴，勤换内裤。为避免重复感染，内裤及洗涤用毛巾要用沸水烫洗，以消灭病原体。穿较为宽松的内裤和长裤，不要穿丁字裤或紧身裤。不要去公共场所洗澡、游泳；有外阴瘙痒症状时，可用中药外阴洗剂坐浴，不要抓挠，以免外阴皮肤黏膜破损，发生感染。

临床上常用甲硝唑来治疗

甲硝唑是临床上治疗滴虫阴道炎的常用药物，但是甲硝唑会透过胎盘到达胎儿体内，也会从乳汁中排出，如果备孕女性有滴虫阴道炎应及时就诊，在孕前治愈。

妻子得了滴虫阴道炎，丈夫也要治

产科主任
重点提示

滴虫阴道炎主要由性行为传播，男性在感染滴虫后通常无症状，不易发觉，从而成为感染源。

如果妻子得了滴虫阴道炎，丈夫也应同时进行治疗，并且在治愈前避免无保护同房。

输卵管通了吗

女性不孕也有 20%~30% 可能是由于输卵管不通所致。输卵管的器质性病变如炎症、粘连或肿瘤所致的输卵管狭窄、阻塞及输卵管痉挛等，都会导致不孕。

导致输卵管不通的主要原因

1. 输卵管闭塞、输卵管狭窄。
2. 输卵管炎、输卵管水肿。
3. 子宫内膜异位症、输卵管伞部拾卵障碍。

如何判断输卵管是否通畅

临床上经常通过输卵管试验了解输卵管是否通畅。

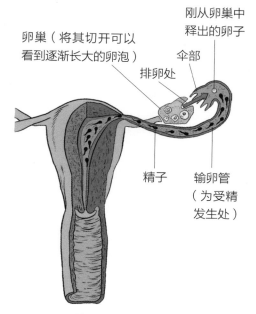

刚从卵巢中释出的卵子

卵巢（将其切开可以看到逐渐长大的卵泡）

伞部

排卵处

精子

输卵管（为受精发生处）

精卵相会的通道——输卵管

常见输卵管通畅试验

试验名称	具体方法及优点
子宫输卵管碘油造影	子宫输卵管碘油造影是通过子宫颈管向子宫腔内注入碘剂，在 X 射线摄片下与周围组织形成明显的对比，使宫腔和输卵管显影，从而了解子宫及输卵管腔道内的情况
超声下输卵管造影	有的女性对某些造影剂过敏，这些女性应该提前和医生说明，在医生指导下选择适合自己的、不伤害身体的造影剂。造影不但能够提示输卵管是否通畅，阻塞的部位，还可以观察子宫腔的形态
宫腹腔镜联合检查	这种检查可以迅速找到不孕的原因，并查看输卵管间有无粘连的情况。术后联合输卵管通液术，还可以检查输卵管内部是否堵塞和粘连
输卵管镜检查	用输卵管镜为患者检查时，不仅无创伤，而且可以明确判断输卵管疾病出现的原因，从而对输卵管疾病进行治疗

输卵管不畅的治疗手段

治疗手段	治疗目的
通液	疏通管腔
中药和理疗	促进局部血运，解痉
腹腔镜手术	松解粘连，伞部造口，去除异位的子宫内膜等
输卵管镜插管	去除息肉和碎片，疏通管腔

以上治疗手段中，通液、中药和理疗（微波、敷盐等）治疗简便，一般不存在不良反应，一般的医院都能做；腹腔镜和输卵管镜插管则对设备和医生的经验有一定的要求，且存在术后一年再阻塞率30%的情况。

哪种治疗手段疗效好

究竟采用哪种治疗手段，要看每个人的具体情况。如果是近端不畅，经过通液或手术治疗，有效率约为50%；如果是远端不畅，根据文献资料统计，有效率约为25%，同时，异位妊娠率有5%；如果伞部黏膜形态差，则有效率更低些。

医生选择治疗手段的依据

医生在面临治疗手段的选择时，一般会考虑患者的具体情况、本医院实施各种技术手段的实力以及患者的要求。医生如果觉得患者输卵管情况还好，年纪也轻，卵巢储备能力尚强，一般会建议先用各种手段进行治疗，并观察输卵管状态；如果觉得患者输卵管情况差，且对自己医院的试管婴儿技术水平有信心，那么可能会建议患者做试管婴儿。

产科主任
重点提示

女性不孕，可能有这 5 种症状

由于很多疾病对女性的生育能力存在一定的影响，如果备孕女性有以下症状，就要提高警惕啦。

按压指甲，几分钟后仍然很白

所有人按压指甲后指甲都会变白，但假如持续几分钟都没有恢复，就有可能是贫血或缺铁。很多女性，尤其是月经出血量较多的女性都会患有贫血，严重的贫血者会出现性欲减退的情况，即使怀孕，也有可能影响胎儿发育。

缺铁性贫血的女性应多吃富含铁的食物，也可以在医生的指导下服用一些铁剂。

私密处毛发疯长

如果大腿内侧的毛发愈发浓密，并有向腹部转移的趋势，形状从三角形变为正方形，这有可能预示着患上了多囊卵巢综合征，也许是因体内激素水平失衡，雄性激素占了上风所致。多囊卵巢综合征会刺激毛发生长、扰乱排卵，不少女性会因此而无法正常受孕。一般来说，可以服用降糖药物来平衡性激素，以重建排卵功能。

手指莫名肿胀

手指无缘无故地肿胀，在排除高盐摄入、服用避孕药等原因后，就要考虑是不是甲状腺功能减退导致的。甲状腺功能减退会影响甲状腺激素水平，导致代谢紊乱，怀孕后会影响胎儿的大脑发育。因此，备孕女性如有此症状需要及时就医。

嘴唇容易干裂

嘴唇容易干裂是由于缺水或缺少维生素 A 导致的。缺乏维生素 A 容易导致不孕和胎儿出生缺陷。年轻女性每天至少要摄入 700 微克视黄醇活性当量的维生素 A。除了多吃动物肝脏、胡萝卜外，还可以咨询医生，找到最适合自己的营养补充剂。

嘴角出现白色皮屑

真菌感染不一定是发生在下体，也有可能感染口腔，甚至可能从下向上蔓延。如发现嘴角长期有白色皮屑，应及时去看皮肤科或全科医生，明确病因，以免发生真菌感染，影响怀孕。

备孕男性应积极配合

备孕男性需要重点关注两项，精液是否正常、是否有性功能障碍。男性精液异常或弱精症，指的是男性精子数目少于 1500 万 / 毫升，向前移动的精子小于 50%，正常精子形态小于 15%，这里各大医院的参考标准稍有差异。无精或死精症患者无法用自己的精子生育。男性性功能障碍性不育包括心理性、血管性、内分泌及药物引起的阳痿、不射精等。

导致男性不育的原因

生殖器官发育异常

阴茎先天性发育异常，包括先天性阴茎发育不全、隐匿阴茎、无阴茎、小阴茎、异位阴茎等，均因不能勃起而无精液射出，即使勃起，但因其过小而致使不能生育。

尿道的先天性异常，包括尿道上裂和尿道下裂、先天性尿道憩室和狭窄，都会使精子不能输入女性阴道而造成不育。

睾丸先天性异常，包括睾丸缺如、睾丸发育不全、隐睾、异位睾丸等，都因无精子或精子质量低下而导致不能生育。

输精管发育不全而形成的精道梗阻、精囊发育不全、缺如等附属性腺功能异常，也可导致不育。

生殖器的损伤和畸形也可造成不育。

生殖系统感染

男性生殖系统可发生急、慢性感染。

急性感染常见的有急性睾丸炎、附睾炎、精囊炎、尿道炎、前列腺炎等，均可因急性炎症的病理变化，使精子的质量与输送通道发生问题而影响生育。

慢性炎症可由急性炎症治疗不彻底而造成，多是因特异性感染所致，如由结核、淋病、梅毒、麻风所引起，因病程长，并多呈增殖样改变，因此，易使精子的生成或输出发生障碍。

精索静脉曲张

精索静脉曲张在男性中并不少见，患者有腹部下坠感。此病会影响睾丸功能，与男性不育有着密切的关系。

内分泌紊乱

下丘脑、垂体、睾丸是调节男性性活动的主要内分泌腺，又被称为下丘脑 – 垂体 – 睾丸轴。这三个腺体的任何病变都可能影响男性的内分泌而导致功能紊乱。

慢性营养不良

精子的生成与蛋白质、维生素 A、维生素 D、维生素 E 及矿物质锌、锰、钙、磷的质与量有密切关系。其中，锌元素尤其重要，一次房事大概会消耗 600～1000 微克的锌。因此，备孕男性应注意多吃瘦肉、鱼、虾、牛奶以及动物肝、肾等食物，来补充营养成分。

生活因素

1. 长期手淫。过频的手淫容易导致精子数量和精液总量减少，从而造成不育。
2. 其他生活因素。阴囊温度过高、裤子太紧、房事过频、情绪心理因素、久骑摩托车、自行车等均可导致男性不育。

其他原因

染色体异常、环境中的有害因素、药物、酒精等原因也可能影响精子数量和性功能，导致男性不育。

如何检查出男性不育的原因

男性不育的原因很复杂，影响生育的环节较多，一般医生会推荐做以下检查。

常规检查

检查项目	检查内容
精液检查	通过镜检，检查精液颜色、精液黏稠度、精液量、精液透明度、精液液化情况、精子活动率、精子活动力、精子数、精子形态等
B 超检查	通过阴囊 B 超检查是否患有精索静脉曲张、附睾炎、附睾结核、睾丸鞘膜积液等；通过 B 超做腹腔检查，以发现有无腹腔内睾丸、慢性前列腺炎等
验血查激素	通过验血，测定性激素、进行各种激发试验等，检查是否有生殖内分泌功能障碍
基因检查	检查染色体及基因是否异常等

辅助检查，进一步确诊

检查项目	检查内容
询问病史	是否有长时间发热、腮腺炎、睾丸炎、精索静脉曲张、睾丸外伤、隐睾、睾丸鞘膜积液等可能影响生育的疾病；同房时有无不射精及同房频率如何等
全身外观检查	查看体态和外形，看有无女性化表现、向心性肥胖、腹部紫纹、多毛症等皮质醇增多症表现
生殖器检查	查看是否有阴茎发育不良、阴茎异位、小阴茎、包茎、尿道狭窄、尿道上下裂等
睾丸检查	检查睾丸大小、弹性、硬度等。正常睾丸的体积为 15~26 立方毫米，如小于 11 立方毫米，则表示睾丸功能不良
附睾检查	附睾紧贴在睾丸的后外侧，质软、表面光滑、边界清楚。如果附睾肿大、压痛或表面有结节，则多为炎症或结核所致；如果附睾体积小，则发育不良

不孕不育症的诊断有明确的规定：夫妻未采取避孕措施，规律地进行性生活，1 年内未孕，才会被诊断为不孕症。有的备孕夫妻尝试 3 个月未孕，就不淡定了，开始去医院看生殖门诊。备孕的夫妇要保持平和的心态，放松心情。

男性肥胖会影响生育能力

男性肥胖会影响生育能力。因为脂肪增多会使健康的精子数量减少，即便怀孕了，流产的可能性也比较高。精子是在低于体温 0.5~1℃ 的环境下生成的。肥胖的人体温较高，从而影响精子生成的环境。另外，肥胖影响身体的激素分泌，进而影响精子的数量和质量，使生育能力降低。如果夫妻两人都肥胖，那么自然怀孕会变得更难。因此，如果想自然怀孕，夫妻双方都应该注意自己的体重。

产科主任
重点提示

什么情况下可以选择
人工受孕

当你已经自然备孕超过 1 年却仍不能怀孕时，可以考虑选择人工受孕。这时应及时就诊，医生会根据你的情况安排相应检查，然后根据检查结果和备孕夫妻意愿综合判断人工受孕的可能。

你需要为辅助治疗做哪些准备

如果你考虑进行辅助治疗，应做好时间、身体及心理上的准备工作。

1. 备孕夫妻应协商好，共同参与。
2. 保证你的工作与各项检查、治疗时间不冲突，避免因忙乱而带来过大的心理压力。
3. 饮食上要营养均衡，使你的身体更健康。
4. 每周至少进行 3 次 30 分钟快走，有助于血液循环。
5. 保持良好的心态，做好充分的心理准备。

这些问题需要提前向医生咨询

1. 为什么建议我考虑人工受孕的治疗方式？
2. 还有其他可供选择的治疗方式吗？如果有，为什么治疗方式不适合我呢？
3. 我需要吃什么药？这些药存在哪些不良反应？
4. 可以预算一下我需要多少花销吗？
5. 随后的检查和治疗中还会有更多的花费吗？
6. 有哪些检查是我需要做的？
7. 治疗从什么时候开始？
8. 医生将提供什么样的建议或帮助？
9. 如果这项治疗没有作用，我还有别的选择吗？

从不孕治疗到人工受孕

　　不孕治疗方案取决于备孕夫妻的不孕原因、年龄、尝试备孕时间以及个人意愿。下图显示了评估不孕的步骤以及基于评估做出的治疗方案。

　　绝大多数夫妇会从价格最低廉、侵入性最低的治疗开始。如果受孕没有成功，则选择下一步治疗。在治疗过程中，医生通常会建议进行3次尝试再转移下一项治疗。

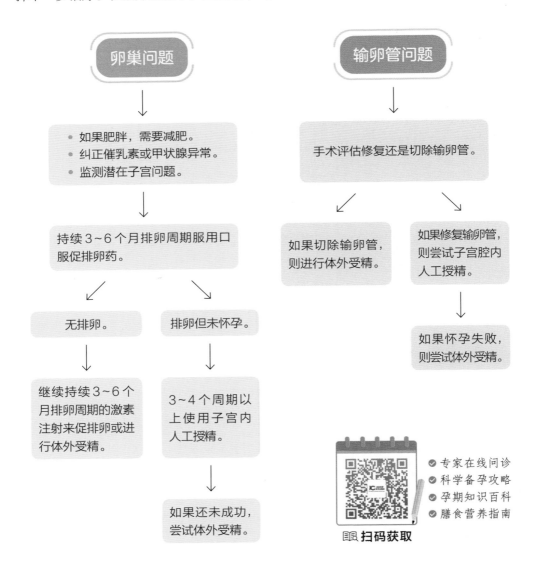

卵巢问题

- 如果肥胖，需要减肥。
- 纠正催乳素或甲状腺异常。
- 监测潜在子宫问题。

持续3~6个月排卵周期服用口服促排卵药。

无排卵。

继续持续3~6个月排卵周期的激素注射来促排卵或进行体外受精。

排卵但未怀孕。

3~4个周期以上使用子宫内人工授精。

如果还未成功，尝试体外受精。

输卵管问题

手术评估修复还是切除输卵管。

如果切除输卵管，则进行体外受精。

如果修复输卵管，则尝试子宫腔内人工授精。

如果怀孕失败，则尝试体外受精。

✔ 专家在线问诊
✔ 科学备孕攻略
✔ 孕期知识百科
✔ 膳食营养指南

扫码获取

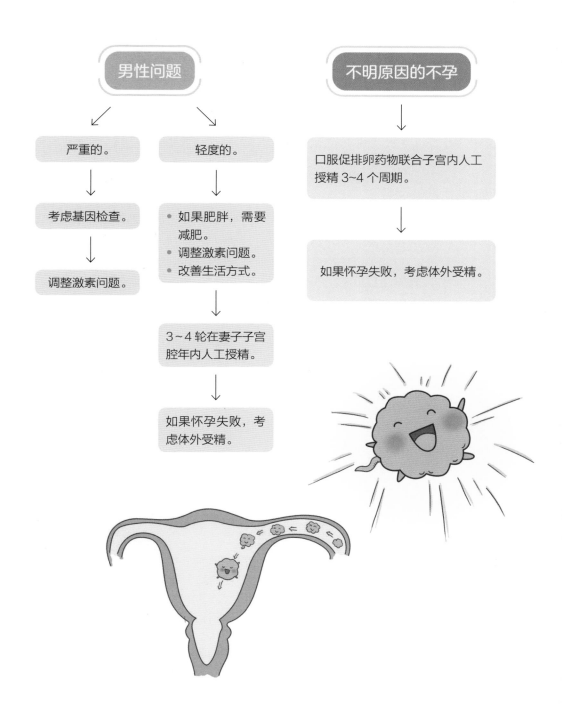

男性问题

不明原因的不孕

严重的。

轻度的。

考虑基因检查。

调整激素问题。

- 如果肥胖，需要减肥。
- 调整激素问题。
- 改善生活方式。

口服促排卵药物联合子宫内人工授精 3~4 个周期。

如果怀孕失败，考虑体外受精。

3~4 轮在妻子子宫腔年内人工授精。

如果怀孕失败，考虑体外受精。

一些夫妇选择激进的做法，一开始就接受体外受精。其实并没有必要，许多夫妇在侵入性更小、价格更便宜的治疗措施下就可以顺利怀孕。

正确认识促排卵

什么样的人适合诱导排卵

年龄在 35 岁以下、已经被诊断为因性激素分泌紊乱而导致月经不规律的女性，进行诱导排卵是最容易成功的。诱导排卵可以帮助患有多囊卵巢综合征的女性、不能正常产生黄体生成素（LH）从而有排卵障碍的女性，或者是在排卵后的黄体阶段因不能产生足够的黄体酮从而无法保证受精卵在宫内顺利着床的女性。

对促排卵药的认识误区

人们对于使用促排卵药物有以下两个误区。

1 过于轻率，试图随意使用。有些女性为了追求双胞胎，在自身排卵功能良好的情况下，使用促排卵药物，祈求多胞胎的奇迹。

2 过于慎重，虽然有需要，但迟迟下不了决心使用。有些女性存在排卵障碍，理应听从医生的建议，适时地使用促排卵药物，却由于存在过多疑虑，而延误了最佳怀孕时间。

雌激素与氯米芬双管齐下效果更佳

产科主任
重点提示

几乎所有妇产科医生在诱发女性排卵时都会使用氯米芬，然而研究一下医生开出的处方就会发现，即使同样使用氯米芬，也会有所不同。

如果氯米芬用量达到 100 毫克以上，一般会加用雌激素，因为氯米芬有少量抗雌激素作用，宫颈分泌物可能比较黏稠，精子不易进入体内。一般来说，医生会在月经第 8 天开始加一片补佳乐（一种雌激素）。

最简单的处方：服用 5 天量的氯米芬，而没有其他辅助措施。

完善一点的处方：氯米芬 + 补佳乐，医生知道氯米芬有抗雌激素作用，因此通过服用补佳乐来提高雌激素，帮助卵泡发育。

常见的促排卵药及作用

药 名	具体作用
氯米芬	氯米芬是最常用、最具代表性的诱发排卵的药物，它适用于无排卵，但是体内有一定雌激素水平的女性
HCG（人绒毛膜促性腺激素）	具有促黄体激素的作用，在卵泡发育接近成熟时用药可以促进排卵。一般注射 HCG 后，第 2 天就会排卵
口服促排卵药物来曲唑	来曲唑属于芳香化酶抑制剂，从月经第 3 天或者第 5 天开始服用，每天 1~2 片，一共用 5 天
打促排卵针果纳芬	注射果纳芬是为了在卵巢内"募集"更多卵泡，一般注射 10 天左右，这段时间多个卵泡会同时发育，观察卵泡的生长情况，增大到一定程度准备取卵
溴隐亭	适合无排卵伴有高催乳素血症者

促排卵药的选择因人而异

氯米芬比较常用，它作用于下丘脑，下丘脑是整个系统的司令部。司令部在氯米芬的影响下，发出一个命令给下级机关——垂体，于是垂体释放出促卵泡激素（FSH）和黄体生成素（LH）给基层单位——卵巢，促使卵巢中的卵泡发育。

但是有些人并不适合用氯米芬。比如卵巢功能低下者，即没有下丘脑-垂体-卵巢轴（HPO 轴）或者 HPO 轴的功能性不好，这类人群最好用人绝经期促性腺激素（HMG）。HMG 并不作用于下丘脑，而是直接作用于卵巢。

不能私自服用促排卵药物

私自服用促排卵药会带来妇科疾病，甚至可能会诱发卵巢早衰。因为服用促排卵药物的女性往往自己的雌激素不足、子宫内膜较薄、黄体不足，这些可能导致受精卵着床困难，流产概率增大。因此，备孕女性如需使用促排卵药物，也一定要在医生的指导下服药。如能调整好内分泌系统，让卵泡自然发育、自然排卵，才是最理想的效果。

试管婴儿技术

什么是试管婴儿技术

试管婴儿即体外受精技术，从女性体内采集卵子、男性体内采集精子，然后在体外人工控制的环境中完成受精过程，再把早期胚胎移植到女性子宫内，在子宫中孕育成为胎儿。利用体外受精技术产生的婴儿称为试管婴儿，这些胎儿也是在妈妈的子宫内长成的。

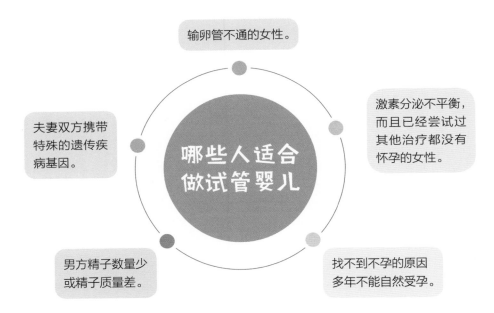

输卵管不通的女性。

激素分泌不平衡，而且已经尝试过其他治疗都没有怀孕的女性。

夫妻双方携带特殊的遗传疾病基因。

哪些人适合做试管婴儿

男方精子数量少或精子质量差。

找不到不孕的原因多年不能自然受孕。

体外受精的优缺点

优 点	缺 点
• 体外受精的成功率正逐渐升高 • 是辅助受孕方式中最切实有效的一种 • 对一些夫妻来说是怀孕的唯一机会	• 费用昂贵 • 非常耗费时间 • 需要感情和身体的支持 • 有怀多胎的可能性

25~35 岁女性"试管婴儿"成功率高

试管婴儿技术治疗成功率一般是由临床妊娠率来判定的，即临床妊娠周期占胚胎移植周期的比例，而临床妊娠指胚胎移植后 28～30 天阴道超声观察到宫腔内妊娠囊。

受患者的选择、临床治疗方法、实验室技术等因素影响，不同的试管婴儿中心成功率有所差异，一般试管中心移植周期的成功率是 30%～50%，部分试管中心移植周期的成功率为 60%～70%。

25～35 岁的女性"试管婴儿"的成功率要高于国际平均水平（30%～40%），有的能达到 50% 以上。

35 岁以后，成功率会逐渐下降，40 岁时只能达到 20% 左右。

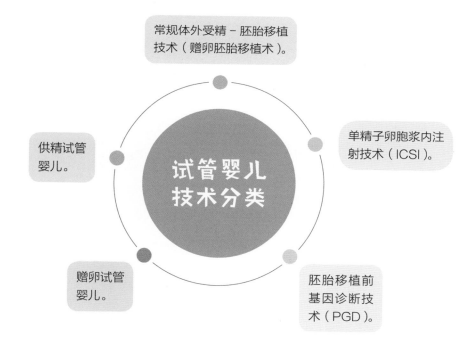

常规体外受精 – 胚胎移植技术（赠卵胚胎移植术）。

供精试管婴儿。

试管婴儿技术分类

单精子卵胞浆内注射技术（ICSI）。

赠卵试管婴儿。

胚胎移植前基因诊断技术（PGD）。

做试管婴儿必须经过审核批准

产科主任重点提示

试管婴儿并不是任何人都可以做的，也不是所有医院都可以开展的。对于开展试管婴儿技术的医院也同样有法律的要求，而且要开展此项技术，必须要经过国家卫计委的审核批准才可以，所以有资质的医院都是经过认可的，医疗质量也是过关的，想做试管婴儿的夫妻不必担心安全等问题。

做试管婴儿手术前的检查和准备

1 在试管婴儿移植前，需要女方在月经来潮的第 2~4 天抽血化验女性激素水平，间接测定卵巢储备能力。

2 输卵管通畅性检查的报告：子宫输卵管碘油造影的 X 光片、B 超下通液的报告或腹腔镜检查或开腹手术的医院证明均可。

3 是否排卵的检查：一年内的子宫内膜病理报告和近期 3 个月的基础体温单。

4 近半年来男方的精液常规实验室检查报告。

5 男女双方进行有关传染病和性病的筛查，内科疾病的筛查体检等。

6 做试管婴儿移植前，还必须准备好结婚证、身份证、计划生育服务证明才能进行。

上述资料齐全后，可到医院就诊。正式进入周期前，在预期月经来潮前 10 天就诊，再次做妇科检查，进行试验移植，探测子宫腔深度及移植胚胎时导管方向。

做试管婴儿手术前需注意什么

做试管婴儿前，以下内容应引起备孕夫妻注意。

合理饮食、适当运动、睡眠充足。

停止抽烟，避免喝酒。抽烟可能会降低妊娠率，酒精可能在治疗过程中影响疗效。

注意事项

慎重服药。一些药物可以干扰药效、排卵和胚胎的种植。如果必须服药，需咨询主治医生。

服叶酸，每日 400 微克。有助于预防胎儿畸形。

有无任何身体不适。即使小的感冒都要告诉医生。

显微受精

到目前为止，体外受精被认为是治疗女性不孕的最有效方法。但如果是男性原因引起的不育，如精子数量少、形态不佳、活跃性低等问题，这时普通的辅助生育技术效果不明显，而显微受精技术就能很好地解决这一问题。在显微镜下，用极细的针管通过卵膜将一个精子注入卵细胞的细胞质中，这就是显微受精技术。除此之外，其他环节都跟试管婴儿技术相同。

实施显微受精技术的对象

1 对于重症不育男性患者，显微受精技术可使妻子成功受孕。但并不是只要注入精子，卵子就能受精，只有精子携带的遗传物质是正常的才行。

2 如果男性患有输精管堵塞性无精子，可在睾丸或附睾取精子，进行显微受精。

3 如果男性患有与睾丸相关的疾病，在睾丸处的精子没有完全成熟，可通过显微手术提取精子，再进行体外显微受精。

4 精子稀少、活跃度低、畸形等患者，普通体外受精失败的患者，高浓度精子抗体患者，在接受化疗和抗癌治疗前低温保存精子的癌症患者，脊柱受伤患者及其他射精障碍患者、逆行射精患者等都可尝试显微受精。

实施显微受精技术的成功率

利用显微技术得到的精子受精成功率可达 66.67% 以上，通过其他方式得到精子的成功率为 50%。受精后有 80% 的胚胎可正常发育，这些正常胚胎中有 60%～65% 可用于移植或低温保存。

实施显微受精技术的危险性

有学者跟踪研究显微注射技术的危险性，在对 1584 名利用该技术妊娠的胎儿进行绒毛膜检查后发现，该人群的畸形发病率和普通情况一样，都为 3%～4%，但是染色体异常的案例中约有 2/3 是父亲引起的。就是说即使采用了显微受精技术，在产前检查时也可以检查出染色体异常，所以做了显微受精的孕妈妈也要按时产检。

做试管婴儿有没有什么副作用?

产科主任医师

　　以目前的技术，除了极少部分人可能在胚胎植入后会出现卵巢过度刺激症候群（暂时性的腹胀、少尿、口渴、腹水等症状）外，几乎无任何副作用。不舒服的症状 2～4 周就会消失，不必太担心。做试管婴儿不需住院，胚胎植入后只要在医院平躺 0.5～1 小时即可。

做试管婴儿之前，我们需要注意什么?

产科主任医师

　　做试管婴儿之前，备孕夫妻应配合医生做好全面的检查。

　　1. 检查孕妈妈身体健康情况，是否能支持试管婴儿。如果有高血压、心脏病、糖尿病等疾病，怀孕后有可能不能耐受妊娠，这种情况下需要配合医生先调理好身体，等身体符合健康指标后再安排做试管婴儿。

　　2. 检查观孕妈妈的生殖系统有没有疾病。如子宫肌瘤，要看肌瘤有没有影响到子宫内膜，根据实际的情况和检查结果听取医生的建议。